Ulrike Pietsch

Brücken über Grenzen:

Einblick in den transnationalen Austausch von Psychiatern zwischen der DDR und der Schweiz

Ulrike Pietsch
c/o flexdienst – #12218
Kurt-Schumacher-Straße 76
67663 Kaiserslautern
Deutschland

ISBN: 978-3-00-085246-6

Titelbild: Die Titelillustration wurde mit Unterstützung einer KI-Bildgenerators (Dall-E) erstellt. Das Bild ist frei von Rechten Dritter und darf ohne Einschränkungen genutzt werden.

Haftungsausschluss:

Dieses Buch basiert auf sorgfältiger Recherche. Die Autorin übernimmt jedoch keine Gewähr für die Vollständigkeit und Richtigkeit der Angaben. Interpretationen historischer Ereignisse und Zusammenhänge spiegeln den Wissens- und Forschungsstand zum Zeitpunkt der Veröffentlichung wider.

Für meine Familie

Inhalt

Einführung

Auch wenn die Nachkriegspsychiatrie der DDR und der Bundesrepublik bereits Gegenstand von vergleichender Forschung gewesen ist, ist der Umfang von entsprechenden Arbeiten spärlich, wie auch Christof Beyer in seinem Aufsatz „Sozialpsychiatrischer Transit - Kontakte zwischen Psychiatern in Ost und West im Umfeld der bundesdeutschen Psychiatriereform beschreibt“[1]. Dies kann ähnlich auf andere europäische Staaten mit westlicher Gesinnung bezogen werden. Forschungsarbeiten zu einem Wissenschaftsaustausch zwischen Psychiatern aus der DDR und der Schweiz finden sich bislang nicht. Die vorliegende Arbeit soll einen beginnenden Überblick über die Verbindungen in diesem Kontext geben, wozu verschiedene Quellen wie Informationen aus Büchern, Zeitschriften, Archivmaterial und Zeitzeugenberichten herangezogen wurden und eine erste Einordnung erfolgt.

---

[1] Beyer 2022.

Die DDR und die Schweiz nach dem Zweiten Weltkrieg

Die Schweiz hat zwar als neutraler Rechtsstaat nach dem Zweiten Weltkrieg keinem Bündnis angehört, ist aber durch ihre alte demokratische und liberale Tradition gesinnungsmäßig fest im Westen verankert gewesen. Die Zusammenarbeit mit der Bundesrepublik spielte sich schnell ein, es entwickelte sich ein gegenseitiger kultureller und wirtschaftlicher Austausch. Das Verhältnis der Schweiz zur DDR wird hingegen immer mehr oder weniger problematisch beschrieben.[2] Die diplomatische Anerkennung erfolgte erst im Jahr 1972. Ein geistiger Austausch soll sich zwar entwickelt haben, blieb jedoch auf eine kleine Gruppe Intellektueller beschränkt.[3] Die schweizerische Außenpolitik gegenüber der DDR in der Zeit von 1945-1990 sei eher wenig erforscht, insbesondere der zweite Teil dieser Periode nach der diplomatischen Anerkennung im Jahr 1972.[4] In breiten Bevölkerungskreisen der Schweiz habe ein ausgeprägter Antikommunismus bestanden. Es sei für die Schweiz auch daher innenpolitisch nicht infrage gekommen, die Beziehungen zur wesentlich unbedeutenderen DDR zulasten der Bundesrepublik zu forcieren.[5] Die Schweizer liebten die Freiheit und würden Fremdbestimmung hassen. Sympathien für das totalitäre Regime der SED hielten sich im Schweizer

---

[2] Bischof 2010.

[3] Ebd., S. 6

[4] Ebd., S. 8

[5] Bischof 2010.

Volk in engen Grenzen.[6] Der Kommunismus in der Schweiz habe beim breiten Volk keine bedeutende Anhängerschaft erringen können[7]. Bei den Nationalratswahlen 2019 erzielte die Partei der Arbeit der Schweiz, die dem linken Rand des politischen Spektrums zugeordnet wird, in ihrer Ideologie aber auch den Kommunismus und Marxismus vertritt, einen Wähleranteil von 0,6 % und behielt einen Sitz im Nationalrat[8], bei den letzten Nationalratswahlen 2023 erzielte sie zwar 0,72%[9], aber keinen Sitz mehr.

---

[6] Ebd., S. 237

[7] Ebd., S. 238

[8] Wikipedia abgerufen 2022.

[9] Wikipedia abgerufen 2024.

Politische Lage und Austausch

Die Häufigkeit von Kontakten sowie eines Austauschs im psychiatrischen Kontext zwischen der DDR und der Schweiz war, ähnlich der Bundesrepublik, eng gekoppelt an die Entwicklung der Psychiatrie in der DDR und die unterschiedliche politische Lage. Ein wichtiger Faktor waren dabei die jeweiligen Reisebedingungen für DDR-Wissenschaftler, wie von Jens Niederhut beschrieben. Insbesondere der Mauerbau habe die ostdeutsche Wissenschaft ins Mark getroffen.[10] Im Rahmen der Reisepolitik der SED sei jede Dienstreise, jeder Tagungsbesuch und jeder Geschäftstermin ein politischer Akt gewesen, die Reisepolitik sei ein Teil der Außenpolitik und dabei in erster Linie der „Anerkennungspolitik" der DDR gewesen. In den sechziger Jahren seien DDR-Vertreter auf Kongresse und Messen geschickt worden, wenn ein politisches Interesse vorgelegen habe, um sich unter anderem als eigenständigen Staat darzustellen beziehungsweise wissenschaftliche und technische Leistungen international zu präsentieren.[11] Für die siebziger Jahre wird diese Dimension als weniger deutlich, aber dennoch vorhanden beschrieben.[12] Abkommen mit ausländischen Universitäten seien verschleppt oder verhindert worden, solange kein zwischenstaatliches Kulturabkommen mit dem betreffenden Land geschlossen worden sei. Es sei eher um einen kurzlebigen Prestigeerfolg als um einen sinnvollen

---

[10] Niederhut 2005.

[11] Ebd., S. 24

[12] Ebd., S. 24f

wissenschaftlichen Austausch für die Wirtschaft gegangen. In der Wissenschaft und der Kultur hätten andere Regeln als in der Wirtschaft geherrscht. Da in diesem Bereich weniger stark beziehungsweise weniger sichtbar vitale Interessen des Staates berührt worden seien, hätten Wissenschaft und Kultur leichter zum Opfer der Politik werden können.[13] Im weiteren Verlauf habe dann zunehmend der Erwerb von wirtschaftlich verwertbaren wissenschaftlichen Erkenntnissen und Fähigkeiten im Mittelpunkt der Reisepolitik gestanden. Die Zahl der Reisekader sei deutlich gestiegen. Mit Ländern wie den USA, Großbritannien und anderen westlichen Ländern, in denen Wissenschaft auf höchstem Niveau betrieben worden sei, habe die DDR-Abkommen über den Austausch von Wissenschaftlern geschlossen.[14]

Die Universitäten seien zu Beginn der siebziger Jahre noch nicht in die Zuständigkeit der Abteilung Auslandsdienstreisen gefallen. Sie hätten keinen Reisekaderstamm aufgebaut, diese geringen Freiräume seien ein letztes Zugeständnis an alte universitäre Traditionen gewesen. Fragen von Reisegenehmigungen und -verboten seien die gesamten sechziger Jahre hindurch Gegenstand heftiger Auseinandersetzungen zwischen Professorenschaft und Staatsmacht gewesen, dieses sensible Thema sei daher durch die SED im Wissenschaftsbereich behutsam angegangen worden. Nach der Republikflucht 1973 von dem über die

---

[13] Ebd., S. 25

[14] Ebd., S. 27

Grenzen bekannten Physiker Gerhard Heber[15] sei jedoch ein Umdenken eingeleitet worden.[16] Die Zahl der Reisen sei beschränkt und die bestehenden Anordnungen strenger in die Praxis umgesetzt worden.[17]

Die Psychiaterin Sonja Süß, die sich Mitte der neunziger Jahre intensiv der Frage eines systematischen staatlichen Missbrauchs der Psychiatrie widmete und Akten des Ministeriums für Staatssicherheit (MfS) einsah, führt aus, dass es bis unmittelbar vor dem Mauerbau sowie noch am Tag des Mauerbaus am 13.08.1961 zu einer anhaltenden Abwanderung medizinischer Fachkräfte in den Westen gekommen sei.[18] In den folgenden Jahren sei die Republikflucht von Medizinern nicht mehr als systematisches Problem beschrieben worden. Gleichzeitig seien aber die staatlichen Kontrollnetze immer dichter geknüpft und die wissenschaftlichen Kommunikationsmöglichkeiten immer weiter eingeschränkt worden. Das Verhalten der Ärzteschaft in der DDR habe sich mit der andauernden

---

[1515] Gerhard Heber (1927-2010), Prof., theoretischer Physiker, 1956 wurde er Professor für Theoretische Physik in Jena und 1960 Direktor des Instituts für Theoretische Physik der Universität Leipzig. 1963/64 war er am Vereinigten Institut für Kernforschung in Dubna. 1966 bis 1968 war er Direktor des Instituts für Theoretische Physik der TH Dresden und danach war er dort Direktor der Sektion Physik. In: Wikipedia – Die freie Enzyklopädie. Bearbeitungsstand: 23. Juli 2023, 08:31 UTC. URL: https://de.wikipedia.org/w/index.php?title=Gerhard_Heber&oldid=235723990 (Abgerufen: 9. November 2025, 14:17 UTC)

[16] Ebd., S. 33

[17] Ebd., S. 34

[18] Süss 2000.

Situation der geschlossenen Grenzen allmählich verändert. Man habe sich mit den unabänderlichen Realitäten arrangiert und begonnen, sich in den neuen gesellschaftlichen Bedingungen einzurichten.[19]

Mit Beginn der Ära Honecker Anfang der siebziger Jahre wurde der eiserne Vorhang zwischen den beiden deutschen Staaten infolge der Entspannungspolitik durchlässiger, nach dem Inkrafttreten des Grundlagenvertrages zwischen der Bundesrepublik und der DDR vom 20.03.1973 stieg der Ost-West-Reiseverkehr sprunghaft an und es tauchten in den Statistiken wieder republikflüchtige Mitarbeiter des DDR-Gesundheitswesens auf.[20] Ärzte hätten dabei sehr im Mittelpunkt der vorbeugenden Arbeit des MfS gestanden. Im Vergleich zu anderen exponierten Gruppen sei ihnen besondere Aufmerksamkeit gewidmet worden.[21] In den Jahren 1974 und 1975 habe das Problem der Republikflucht wieder bedrängende Ausmaße eingenommen, sodass die Organisationsstruktur des MfS verändert worden sei.[22] Auffallend sei in den siebziger Jahren eine Häufung von Republikflucht insbesondere leitender Ärzte, unter anderem bereits 1970 der stellvertretende ärztliche Direktor der Nervenklinik Neuruppin, gewesen. Wenige Jahre später hätten auf verschiedenen Wegen zehn weitere hoch-qualifizierte Ärzte desselben Kreises die DDR verlassen. Neuruppin soll aber kein Einzelfall

---

[19] Ebd., S. 143f Süss 2000

[20] Ebd., S. 151

[21] Ebd., S. 160

[22] Ebd., S. 161

gewesen sein.[23] In den achtziger Jahren habe es vier zentrale Zielstellungen der MfS-Arbeit gegeben: es sollten mit allen zur Verfügung stehenden Mitteln die Bestrebungen von Medizinern, die DDR legal oder illegal zu verlassen, bekämpft werden, es sei um die Sicherung bestimmter Schwerpunkte der medizinischen Forschung und um die innere Systemsicherung durch permanente Kontrolle der Beschäftigten gegangen.[24] In den achtziger Jahren sei eine ständig wachsende Zahl von „übersiedlungsersuchenden" Angestellten des DDR-Gesundheits-wesens in den Westen wahrgenommen worden, was zunehmend als ernstes Problem angesehen worden sei.[25]

Wer die DDR-Psychiatrie im westlichen Ausland vertrat, darüber sei in einem engen Zirkel nach politischen und geheimdienstlichen Kriterien entschieden worden, ohne dass die Mehrheit der Nervenärzte im Lande darauf irgendeinen Einfluss habe nehmen können. Die Spitze des Fachverbandes, die zuständige Stelle im Ministerium für Gesundheitswesen, die Abteilung für Gesundheit des ZK der SED und die Hauptabteilung XX/1 des MfS sollen regelrecht miteinander verfilzt gewesen sein.[26] Der 1984 in den Weltverband für Psychiatrie gewählte DDR-Vertreter, Prof. Jochen Neumann[27], der Vize-Präsident wurde, soll sich selbst

---

[23] Ebd., S. 163

[24] Ebd., S. 171

[25] Ebd., S. 212

[26] Ebd., S. 670

[27] Jochen Neumann (geb. 1936), Prof. Dr. sc. Med., Direktor Klinik für Psychiatrie und Neurologie FSU Jena, ab 1983 Hygienemuseum Dresden.

ursprünglich als Interessenvertreter des sowjetischen Machtbereichs verstanden haben, nicht etwa des Faches Psychiatrie oder gar seiner Kollegen in der DDR.[28] Die fünf Jahre an der Spitze des Weltverbandes sollen Prof. Neumann aber einschneidende Erfahrungen gebracht haben. Eine ihm bescheinigte hohe Intelligenz und der Kulturschock infolge seiner Aufenthalte im Westen verbunden mit verletzter Eitelkeit sollen aus einem linientreuen Genossen und IM einen scharfzüngigen Kritiker der Verhältnisse in seinem Herkunftsland und des Sozialismus sowjetischer Prägung überhaupt gemacht haben. Dies wird auch charakteristisch und exemplarisch für das Umdenken in den achtziger Jahren gesehen.[29]

---

[28] Ebd., S. 671

[29] Ebd., S 671

Psychiatrie in der DDR - ein kurzer Überblick

Die Psychiatrie in der DDR muss in einem komplexen Gefüge eingeordnet werden, dabei sind verschiedene Aspekte wie unter anderem das Staatssystem der DDR mit seiner Einflussnahme auf die Bevölkerung (in diesem Zusammenhang wird auch auf den Jarausch geprägten Begriff der „Fürsorgediktatur“ verwiesen[30]), das Gesundheitswesen der DDR im Allgemeinen, die gesellschaftliche Entwicklung nach dem zweiten Weltkrieg bis zur friedlichen Revolution 1989 sowie das Fach Psychiatrie an sich mit seinen Besonderheiten beispielsweise im Schnittpunkt zu staatlichen Einflussnahmen zu berücksichtigen.

Einen guten Überblick gibt die Arbeit von Greg Eghigian Anfang der 2000er, in der chronologisch verschiedene Stadien der Entwicklung für die Psychiatrie in der DDR dargestellt werden. Die Zeit von 1945-49 sei unter anderem geprägt von den Nachwirkungen des Zweiten Weltkriegs und einem Mangel an Ärzten und Pflegepersonal gewesen. Es sei zu ersten wissenschaftlichen Tagungen und regionalen Gründungen erster Fachgesellschaften gekommen. 1949 wurde die Fachzeitschrift „Psychiatrie, Neurologie und medizinische Psychologie“ ins Leben gerufen. Die Periode von 1950-1960 wird als Zeit des einfachen Machens beschrieben, es sei zu Überbelegungen in den Krankenhäusern gekommen und sie sei weiter von einem erheblichen Ärzte- und Personalmangel durch

[30] Jarausch 2012.

Abwanderung in den Westen bestimmt gewesen. Dieser Fakt habe den ohnehin schon erheblichen Verdacht der SED über die relative politische Unzuverlässigkeit von Psychiatern verstärkt. Zu dieser Zeit seien Anstrengungen unternommen worden, um die Psychiatrie zu sowjetisieren, was auch durch entsprechende Artikel in der Fachzeitschrift „Psychiatrie, Neurologie und medizinische Psychologie“ versucht worden sei, insbesondere die ostdeutsche Psychiatrie zu „pawlowisieren“, was aber nie wirklich erfolgreich gewesen sei. Es sei vor allem ein biologischer Ansatz für psychiatrische Störungen gestärkt worden, was auch bedeutet habe, dass die Psychoanalyse offiziell aufgegeben worden und gezwungen gewesen sei, in den Untergrund zu gehen. In der Zeit von etwa 1960 bis Mitte der 1970er Jahre beschreibt er eine Art Renaissance der ostdeutschen Psychiatrie, es sei zu einer Vielzahl von sozialpsychiatrischen Reformprojekten, was auch mit dem politischen Klima in Verbindung gebracht wird, gekommen. Der Bau der Berliner Mauer 1961 habe ironischerweise reformistisches Denken innerhalb der psychiatrischen Versorgung beeinflusst. Die letzte Phase in der Entwicklung der Psychiatrie in der DDR von Mitte der 1970er bis 1989 sei, wie der Rest der DDR-Gesellschaft der damaligen Zeit, geprägt von Widersprüchen und Inkongruenzen gewesen. Es habe im Interesse der neuen DDR-Führer gelegen, auf der Weltbühne politische, wirtschaftliche und kulturelle Anerkennung zu erlangen, was eine Offenheit gegenüber westlichen Einflüssen mit sich gebracht habe, ein Trend, der Anfang der 1980er Jahre offensichtlich gewesen sei. Nach einer Dominanz von Gruppentherapien habe es individualisierte Psychotherapieformen und eine Akzeptanz der Psychoanalyse gegeben. Es habe Diskussionen über Tabuthemen wie Alkohol, Suizid und Depression gegeben.[31]

Zur Frage der Entwicklung der Psychiatrie in der DDR leistet die zusammenfassende Übersicht des aktuellen Forschungsstandes von Ekkehardt Kumbier in seinem Beitrag „Psychiatrie in der DDR“ im Sammelband „Seelenarbeit im Sozialismus“ aus dem Jahr 2022 einen wertvollen Beitrag[32]. Demnach habe es „Die“ Psychiatrie in der DDR nicht gegeben. Die Psychiatrie sei zwar durchaus einer internationalen Entwicklung gefolgt, wird aber als von den in der DDR bestimmenden gesellschaftlichen und ökonomischen Bedingungen beeinflusst dargestellt. Es habe im Rahmen eines staatlichen und politisch-ideologischen Einflusses eine Tendenz zur Entmündigung und staatlichen Kontrolle gegeben[33]. Als Ziel der weiteren Forschung wird postuliert, Beziehungsstrukturen im Sinne der Gestaltung Einzelner, aber auch von Gruppen innerhalb der Psychiatrie zu erkennen und dies außerhalb auf politisch-administrativer Ebene zu überprüfen. Es solle vor allem keine einseitige Betrachtung besonderer Einzelfälle erfolgen, sondern das Gesamtgefüge zwischen individuellen Handlungsspielräumen der SED als Verantwortliche für die Gesundheits- und Wissenschaftspolitik sowie der institutionellen Situation erforscht werden[34]. Kumbier verweist auf „Nischen“ oder

---

[31] Eghigian 2002.
[32] Kumbier 2022b.
[33] Ebd., S. 40
[34] Ebd., S. 41

Räume, in denen Akteure wirken konnten, über die aber noch wenig bekannt sei[35].

Zum Thema des politischen Missbrauchs der Psychiatrie in der DDR war Sonja Süß bereits Mitte der 90er-Jahre zu dem Ergebnis gekommen, dass die „Psychiatrie als Gesamtheit nicht systematisch als Instrument zur Verfolgung politischer Gegner", wie in der Sowjetunion in den 60er-Jahren[36], eingesetzt worden sei[37], Ärzte aber als Mitarbeiter des Ministeriums für Staatssicherheit (MfS) tätig gewesen seien, auch die Schweigepflicht gebrochen worden und es zur vorübergehenden Disziplinierung von unbequemen Menschen anlässlich bestimmter Ereignisse wie staatlicher Feierlichkeiten gekommen sei[38].

Kurz soll auch auf die Psychotherapie eingegangen werden, die in der DDR neben der Psychiatrie eine gewisse Eigendynamik entwickelte. Dies fand Anerkennung in der im Vergleich zur Bundesrepublik früheren Einführung eines Facharztes für Psychotherapie, 1978 als Zweitfacharzt und 1989 als Erstfacharzt. Zudem erfolgte 1981 die Etablierung des Fachpsychologen der Medizin, der sowohl hinsichtlich der Dauer der Weiterbildung als auch des Status mit den ärztlichen Psychotherapeuten gleichgeordnet war.[39] [40] Ergebnisse der Aufarbeitung der DDR-Psychotherapie im Rahmen des Forschungsprojektes „Seelenarbeit im

---

[35] Kumbier 2022b.

[36] Erices.

[37] Süß 2018.

[38] Ebd. S. 114-115

[39] Strauß et al. 2022.

[40] Geyer 2011., S. 462

Sozialismus“ haben ergeben, dass die Therapieszene in der DDR durchaus vielfältig gewesen sei[41]. Auch das Haus der Gesundheit in Berlin sei vor allem der psychischen Gesundheit gewidmet gewesen. Die Versorgung sei hauptsächlich stationär gelaufen[42]. Dies beschreibt auch Klaus Weise[43] 1990. Die Deckung des Bedarfs an psycho- und soziotherapeutischen Gruppenbehandlungen im stationären Sektor sei relativ gut gewesen, bis zu 80 %. Die größten Defizite hätten in ambulanten Einrichtungen bestanden und hätten bis zu 90 % nicht realisierte Leistungen betragen[44].

Es seien eigenständige Therapiekonzepte wie die „Intendierte Dynamische Gruppentherapie“ vorangebracht worden, in der auch tiefenpsychologische Konzepte enthalten gewesen seien – trotz der offiziell ablehnenden Haltung gegenüber der Psychoanalyse. Ebenso Ansätze der Verhaltenstherapie (anfangs unter dem Namen

---

[41] Ayan 2023.

[42] Ayan 2023.

[43] Klaus Weise (1929-2019), Prof. Dr. med., Psychiater, von 1973 bis 1995 Direktor der Psychiatrischen Klinik und Poliklinik der Universität Leipzig und Ordinarius für Psychiatrie. Klaus Weise galt als Reformer der Psychiatrie in der DDR und engagierte sich in besonderer Weise für eine humane Psychiatrie, für Patientenrechte, für die Öffnung der psychiatrischen Anstalten, offene Stationen, flache Hierarchien und für die Entwicklung der Sozialpsychiatrie
Seite „Klaus Weise (Mediziner)“. In: Wikipedia – Die freie Enzyklopädie. Bearbeitungsstand: 20. Mai 2023, 22:31 UTC. URL: https://de.wikipedia.org/w/index.php?title=Klaus_Weise_(Mediziner)&oldid=233898000 (Abgerufen: 31. August 2025, 13:18 UTC)

[44] Weise 1990a.

Individualtherapie) habe es relativ früh gegeben, zudem seien suggestologische Verfahren (Hypnose und autogenes Training) zur Anwendung gekommen[45], um nur ein paar zu nennen. Ein weiteres erstes Ergebnis des Projektes ist, dass die Entwicklung und Haltung von psychotherapeutisch Tätigen sehr individuell gewesen sei, je nachdem, welchen biographischen und lokalen Hintergrund es gegeben habe, hätten sie sich mehr oder weniger von den Zwängen des Systems frei machen können[46].

[45] Ayan 2023.
[46] Ayan 2023.

DDR und Schweiz - Brücken

Zusammengefasst muss festgestellt werden, dass es - nach den bislang erfolgten Recherchen zu beurteilen - eher wenig Berührungspunkte zwischen Psychiatern der DDR und der Schweiz gab. Im ersten Überblick konnten aber Schweizer Akteure gefunden wurden, die mit Schwerpunkt eher dem sozial- und reform-psychiatrischen Kontext zugerechnet werden können. Die von Christof Beyer erwähnten Nischen hinsichtlich der Reformarbeit in der Psychiatrie in der DDR, die sich abseits von Berlin nach bisherigen Kenntnissen besonders auf Halle und Leipzig beziehen[47], schließen hinsichtlich von Besuchen und Vorträgen, auch Psychiater aus der Schweiz ein.

Einen weiteren interessanten thematischen Blickwinkel stellen Erwähnungen von Schweizer Psychiatern in der DDR-Fachzeitschrift „Psychiatrie, Neurologie und medizinische Psychologie“ dar. Die auch bei Eghigian beschriebene unterschiedlich restriktive Politik zeigt sich ebenso bei Veröffentlichungen von Artikeln westlicher Staaten in der DDR-Fachzeitschrift „Psychiatrie, Neurologie und medizinische Psychologie“, wo in verschiedenen Zeitabschnitten unterschiedlich stark politisch Einfluss genommen worden sei. Von Mitte der siebziger Jahre bis 1989 seien die Liberalisierungs-tendenzen in der DDR erkennbar, die sich auch in der Fachzeitschrift widerspiegelten.[48] Für diese letzte Phase sind in der Fachzeitschrift umfangreichere

---

[47] Beyer 2022.

[48] Teitge und Kumbier 2015.

Erwähnungen von Schweizer Psychiatern zu finden, insbesondere in Form von Buchbesprechungen.

Besonders die Zeit von etwa 1960 bis Mitte der 1970er, die von Eghigian als Zeit mit vielen sozialpsychiatrischen Reformprojekten beschrieben wird, hat offensichtlich ein starkes Interesse bei Reformpsychiatern der Schweiz geweckt, wie vom Zeitzeugen Luc Ciompi[49] berichtet[50], worauf ebenso Reisen von Christian Müller[51] in die DDR hinweisen. Vergleichbar zur Bundesrepublik kam es in diesem „Raum" offensichtlich zu einem Austausch. Im Hinblick auf die weitere Erforschung von sogenannten „Nischen" oder „Räumen", in denen Akteure der Psychiatrie in der DDR wirkten, wie von Kumbier gefordert wird[52], stellen Psychiater aus der Schweiz somit eine weitere Ergänzung dar.

Nicht unerwähnt sollen aber ebenso „offizielle" Kontaktmöglichkeiten wie im Weltverband für

---

[49] Luciano „Luc" Ciompi (geb. 1929), Prof. Dr. med., Dr. h.c., Schweizer Psychiater, 1977-94 Professor für Psychiatrie an der Universität Bern, ärztlicher Direktor der Sozialpsychiatrischen Universitätsklinik Bern und Co-Direktor des Departments für Psychiatrie der Universität Bern.
Seite „Luc Ciompi". In: Wikipedia – Die freie Enzyklopädie. Bearbeitungsstand: 20. Juni 2025, 06:56 UTC. URL: https://de.wikipedia.org/w/index.php?title=Luc_Ciompi&oldid=257197827 (Abgerufen: 31. August 2025, 13:11 UTC)

[50] Zeitzeugenbericht vom 16.05.2023

[51] Christian Müller (1921-2013), Prof. Dr. med., Schweizer Psychiater und Psychoanalytiker, von 1961 bis 1986 Direktor der Psychiatrischen Universitätsklinik Lausanne. Ab 1968 Mitglied der deutschen Akademie der Naturforscher Leopoldina. Sohn von Max Müller.

[52] Kumbier 2022a.

Psychiatrie und der Leopoldina in Halle bleiben, wo ebenso Schweizer Psychiater Mitglied waren.

Schweizer Psychiater in der DDR

Der bereits genannte Schweizer Psychiater Christian Müller wird in unterschiedlichen psychiatrischen Kontexten wiederholt erwähnt. Von ihm sind einige Reisen in die DDR bekannt[53]. Er war bereits 1946 als einer der ersten ausländischen Psychiater in das zerbombte Berlin gereist, um Kontakte mit den isolierten deutschen Fachkollegen anzuknüpfen.[54] Christian Müller war ein international bekannter Pionier der Psychiatrie bei der psychoanalytischen Psychotherapie der Schizophrenie, der langfristigen Verlaufsforschung, der Regionalisierung der Psychiatrieversorgung und der Gerontopsychiatrie[55]. Er arbeitete eng mit dem schon genannten Schweizer Psychiater Luc Ciompi zusammen. Christian Müller und Luc Ciompi untersuchten den Langzeitverlauf von schizophrenen und manisch-depressiven Störungen über mehrere Jahrzehnte sowie die Chancen der sozialen Wiedereingliederung (Rehabilitation) psychisch Kranker[56]. Christian Müller gründete gemeinsam mit dem deutschen Psychiater Caspar Kulenkampff[57] die

---

[53] Müller 2016, S. 211f

[54] Ciompi und Baumann 2014.

[55] Ciompi und Baumann 2014.

[56] In: Wikipedia – Die freie Enzyklopädie. Bearbeitungsstand: 20. Juni 2025, 06:56 UTC. URL: https://de.wikipedia.org/w/index.php?title=Luc_Ciompi&oldid=257197827 (Abgerufen: 9. November 2025, 14:05 UTC)

[57] Caspar Kulenkampff (1921-2002), Prof. Dr. med., deutscher Psychiater, ab 1966 Lehrstuhl für Psychiatrie an der Universität Düsseldorf und Leitung des psychiatrischen Groß-krankenhauses Düsseldorf-Grafenberg. 1970 übernahm er den Vorsitz der vom Bundesgesundheitsminister installierten

Zeitschrift „Sozialpsychiatrie“ und folgte seinem Vater Max Müller als Mitherausgeber der 3. Auflage des Sammelwerks „Psychiatrie der Gegenwart“ (1987).[58] Er brachte zudem 1967 das viel beachtete Buch „Alterspsychiatrie“ heraus, er hatte 1963 den gerontopsychiatrischen Bereich von der psychiatrischen Universitätsklinik abgetrennt und schuf eine Spezialstation für Alterspsychiatrie mit zukunftsweisender Bedeutung. Er gehörte dem sogenannten Rhein-Main-Kreis an.[59]

Ebenso wird in verschiedenen Kontexten Walter Pöldinger[60] genannt. Er war eine Zeitlang in Wien Leiter des Departements für klinische Psychopharmakologie und Dokumentation. Als er von 1985 bis 1994 ärztlicher Direktor der psychiatrischen Universitätsklinik Zürich war, vollzog die Psychiatrie einen tiefgreifenden Wandel mit einer Reorganisation der psychiatrischen Großkrankenhäuser, unter anderem mit einem

---

Sachverständigenkommission, deren Ziel eine Darstellung der Lage der Psychiatrie in Deutschland war. Zusätzlich stand Kulenkampff der Expertenkommission der Bundesregierung zur Reform der Versorgung im psychiatrischen Bereich vor.
Seite „Caspar Kulenkampff“. In: Wikipedia – Die freie Enzyklopädie. Bearbeitungsstand: 17. August 2025, 23:00 UTC. URL: https://de.wikipedia.org/w/index.php?title=Caspar_Kulenkampff&oldid=258953320 (Abgerufen: 31. August 2025, 13:09 UTC)

[58] Ciompi und Baumann 2014.

[59] Ebd.

[60] Walter Pöldinger (1929-2002), Prof. Dr. med., österreichischer Psychiater, Anthropologe und Psychologe, der von 1985-1994 ärztlicher Direktor der psychiatrischen Universitätsklinik Basel war und 1968 in Basel die erste Depressionsstation Europas gründete.

drastischen Bettenabbau und beträchtlicher Verkürzung der Verweildauer sowie dem Aufbau von teilstationären und ambulanten Versorgungsstrukturen.[61]

In einigen Dokumenten wird Paul Kielholz[62] erwähnt. Er hielt im In- und Ausland zahlreiche Vorträge und Fortbildungsseminare. 1985 leitete er WHO-Seminare für Psychopharmakologie für ostasiatische Länder in Dhaka.[63] Von ihm gibt es einige Veröffentlichungen wie zu Depressionen und Pharmakotherapie.

Es finden sich Hinweise auf Brigitte Woggon[64]. Zudem wird Daniel Hell[65] genannt. Er ist Autor zahlreicher

---

[61] Müller-Spahn 2002.

[62] Paul Kielholz (1916-1990), Prof. Dr. med., Schweizer Psychiater, von 1959 bis 1985 war Professor für Psychiatrie an der Universität Basel und Direktor der Psychiatrischen Universitätsklinik.
Seite „Paul Kielholz“. In: Wikipedia – Die freie Enzyklopädie. Bearbeitungsstand: 28. Juli 2025, 18:15 UTC. URL: https://de.wikipedia.org/w/index.php?title=Paul_Kielholz&oldid=258372791 (Abgerufen: 31. August 2025, 13:07 UTC)

[63] Deutsches Ärzteblatt 1990.

[64] Brigitte Woggon (1943-2019), Prof. Dr. med., deutsche Psychiaterin, ab 1996 bis zu ihrer Emeritierung 2008 lehrte sie Pharmakotherapie an der Medizinischen Fakultät der Universität Zürich

[65] Daniel Hell (geb. 1944), Prof. Dr. med., Schweizer Psychiater und Psychotherapeut. 1991 bis 2009 Professor für klinische Psychiatrie an der Universität Zürich und ärztlicher bzw. klinischer Direktor an der Psychiatrischen Universitätsklinik Zürich. 2009 bis 2014 Leiter des Kompetenzzentrums „Depression und Angst” an der Privatklinik Hohenegg, Meilen, seit 2014 eigenständige psychiatrisch-psychotherapeutische Praxistätigkeit an der Privatklinik Hohenegg. Er vertritt einen ganzheitlichen Ansatz bei der Behandlung psychischer Erkrankungen. In: Wikipedia – Die freie Enzyklopädie.

Bücher und wissenschaftlicher Artikel.[66] Ebenso wird Jules Angst[67] erwähnt, der zu den biologischen Psychiatern zählt.[68] Gaetano Benedetti[69] wird oftmals im Kontext zur psychoanalytisch orientierten Behandlung der Schizophrenie angeführt.

Bearbeitungsstand: 23. Mai 2024, 06:55 UTC. URL: https://de.wikipedia.org/w/index.php?title=Daniel_Hell&oldid=245231716 (Abgerufen: 9. November 2025, 14:21 UTC)

[66] Hell.

[67] Jules Angst (geb. 1926), Prof. Dr. med., Schweizer Psychiater, 1969-1994 Professor für klinische Psychiatrie an der Universität Zürich und Direktor der Forschungsabteilung der psychiatrischen Universitätsklinik Zürich. Seit 1994 ist er Honorarprofessor der Universität Zürich. Seite „Jules Angst". In: Wikipedia – Die freie Enzyklopädie. Bearbeitungsstand: 6. März 2022, 04:02 UTC. URL: https://de.wikipedia.org/w/index.php?title=Jules_Angst&oldid=220831299 (Abgerufen: 31. August 2025, 13:01 UTC). Vor 40 Jahren löste Angst einen Glaubenskrieg aus. Als Verfechter der medikamentösen Behandlung trat er gegen die Achtundsechziger an, für die allein die Psychotherapie die richtige Heilmethode war. 2011 hat er vom Weltverband für biologische Psychiatrie den Preis für sein Lebenswerk erhalten. (Anderegg)

[68] Anderegg.

[69] Gaetano Benedetti (1920-2013), Prof. Dr. med., italienischer Psychiater, Psychoanalytiker und Psychotherapeut. Er gilt als Pionier der psychoanalytischen Psychosentherapie. 1956 wurde er als außerordentlicher Professor für Psychohygiene und Psychotherapie an die Universität Basel berufen. Dort lehrte er bis zu seiner Emeritierung 1985 eine psychoanalytisch fundierte Theorie und Therapie der Psychosen, insbesondere der schizophrenen Erkrankungen
Seite „Gaetano Benedetti". In: Wikipedia – Die freie Enzyklopädie. Bearbeitungsstand: 28. März 2025, 09:23 UTC. URL: https://de.wikipedia.org/w/index.php?title=Gaetano_Benedetti&oldid=254617151 (Abgerufen: 31. August 2025, 13:21 UTC)

Möglichkeiten eines wissenschaftlichen Austauschs zwischen Ost und West ergaben sich ebenso über die Leopoldina in Halle, die älteste naturwissenschaftlich-medizinische Gelehrtengesellschaft im deutschsprachig en Raum[70], die auch nach 1945 eine gesamtdeutsche, von der DDR unabhängige Einrichtung blieb. Schweizer Psychiater, die Mitglied waren, hatten über diese wissenschaftliche Plattform Kontakte zu Psychiatern in der DDR. Es werden jedoch ebenso für diesen Bereich Schwierigkeiten bezüglich der Grenzen angegeben. Manfred Bleuler, seit 1956 Mitglied der Leopoldina, beschreibt dies am 20.02.1965 hinsichtlich der Empfehlung zur Aufnahme von Professor Helmut Rennert[71], Direktor der Universitätsklinik für Psychiatrie und Neurologie in Halle, mit den Worten, dass er ihn nicht genügend kenne, um ein verbindliches akademisches Urteil über ihn abgeben zu können. Es

---

[70] In: Wikipedia – Die freie Enzyklopädie. Bearbeitungsstand: 5. August 2025, 15:42 UTC.
URL: https://de.wikipedia.org/w/index.php?title=Deutsche_Akademie_der_Naturforscher_Leopoldina&oldid=258612361 (Abgerufen: 9. November 2025, 14:09 UTC)

[71] Helmut Rennert (1920-1994), deutscher Psychiater, ab 1958 Lehrstuhl für Psychiatrie und Neurologie an der Universität Halle, wo er außerdem Direktor der Klinik für Psychiatrie und Neurologie wurde. 1959 etablierte er dort eine Psychotherapie-Abteilung. 1968 richtete er in Halle eine Abteilung für Kinderpsychiatrie ein. Zum ordentlichen Professor für Psychiatrie und Neurologie wurde er 1969 ernannt. Er entwickelte die Auffassung von der Einheitspsychose zu einem Entwurf einer Universalgenese der Psychosen weiter.
Seite „Helmut Rennert“. In: Wikipedia – Die freie Enzyklopädie. Bearbeitungsstand: 14. April 2023, 08:14 UTC. URL: https://de.wikipedia.org/w/index.php?title=Helmut_Rennert&oldid=232802723 (Abgerufen: 31. August 2025, 12:59 UTC)

sei ein Elend, wie schwierig die Diskussionen über die Grenzen hin seien und es sei traurig, dass man gezwungen sei, eine solche negative Auskunft zu geben.[72] Helmut Rennert wurde 1965 Mitglied der deutschen Akademie der Naturforscher Leopoldina. 1967 schlug Eugen Bleuler den Schweizer Professor Christian Müller zur Aufnahme in die Leopoldina vor. Helmut Rennert wurde gebeten, sich zu äußern, ob der vorgeschlagene Professor Müller für geeignet gehalten wird, Mitglied der Akademie zu sein. In diesem Fall wird ein persönlicher Kontakt angegeben. Helmut Rennert antwortete, Christian Müller vor einigen Jahren in Lausanne besucht zu haben, um seine Klinik, das angesehene Hospital de Cery, kennenzulernen. Christian Müller sei noch nicht in Halle gewesen, jedoch habe einer seiner Abteilungsleiter auf der letzten Tagung der Gesellschaft für Psychiatrie und Neurologie, deren Vorsitzender er sei, einen wissenschaftlichen Beitrag geliefert (unklar, wer genau). Er empfahl Christian Müller als unter seinen Schweizer Fachvertretern, von Bleuler abgesehen, am wahrscheinlich geeignetsten als Mitglied der Leopoldina zu erscheinen. Er sei deutschschweizer Abstammung und sei etwas in Sorge, im französisch sprechenden Teil Fuß zu fassen, was ihm aber inzwischen sehr gut gelungen sei. Es wird auf sein Hauptforschungsgebiet, die Alterspsychiatrie, als ein heute sehr aktueller Bereich hingewiesen…Er sei deutschfreundlich und gegenüber politischen Problemen sehr aufgeschlossen, habe vielerlei

[72] Matrikelmappe von Helmut Rennert 1965-1984.

kulturelle und künstlerische Interessen und führe ein untadeliges Privatleben….[73]

Zu seiner Aufnahme in der Deutschen Akademie Leopoldina schreibt Christian Müller, er habe zwar von der Deutschen Akademie Leopoldina gehört, habe aber nicht genau gewusst, worum es sich handele. Die Ernennung habe er als die ehrenvollste betrachtet.[74] Er schildert den feierlichen Einzug der Akademiemitglieder als eindrücklich, es habe trotz des sozialistischen Regimes Prunk geherrscht. Es seien deutlich die Bemühungen der Leiter zu spüren gewesen, sich von der kommunistischen Regierung abzuheben. Es sei auf hohem Niveau diskutiert worden, es habe sich eine Elite versammelt, er lobt auch das kulturelle Zusatzprogramm.[75] Einschränkend bemerkt er aber, dass immer wieder Vertreter der Regierung hätten zu Wort kommen müssen, die den Arbeiter- und Bauernstaat „übers Bohnenlied" gelobt und über den bösen Westen gewettert hätten. Die meisten Mitglieder der Akademie hätten aber gewusst, worum es dabei gegangen sei. In jenen Jahren sei er auch sonst gelegentlich zu Vorträgen in die DDR eingeladen worden, er schildert sein Leid über den unmenschlich brutalen und sturen Vollzug der Grenzübergänge. Auch als Eingeladener der Leopoldina sei man als Ausländer mit größter Verachtung behandelt worden, gefilzt und durchsucht, musste stundenlang warten, Zeitungen seien

---

[73] Ebd. Helmut Rennert an Prof. Dr. Dr. Mothes, zu dieser Zeit Präsident der deutschen Akademie der Naturforscher, am 21.08.1967

[74] Müller 2016., S. 142

[75] Ebd., S. 143

beschlagnahmt worden.[76] Er wertschätzt Helmut Rennert, der ihm öfters mit Rat und Tat zur Seite gestanden habe. Über sein Lieblingsthema der Einheitspsychose habe dieser einmal in Lausanne referiert. Offenbar habe ihm die Mitgliedschaft in der Leopoldina geholfen, dass er trotz der schwerwiegenden Einschränkungen gelegentlich habe ins Ausland reisen dürfen, allerdings immer nur allein und ohne seine Frau. Wenn sonst bei den Tagungen im Westen Kollegen aus der DDR aufgetaucht seien, habe man sich sicher sein können, dass es sich um streng linientreue Kollegen gehandelt habe. [77]

Eine Reise von Helmut Rennert in die Schweiz ist am 06.10.1983 erwähnt.[78]

Am 30.10.1984 weist Helmut Rennert bezüglich eventueller Zuwahlen zur Sektion Psychiatrie, Neurologie und Psychologie der Leopoldina, auf die Schweiz und andere westliche Länder hin.[79] Wenig später schlägt Detlev Ploog[80] Hans Heimann[81] zur

---

[76] Ebd., S. 143

[77] Ebd., S. 143

[78] Matrikelmappe von Helmut Rennert 1965-1984, Vermerk von Prof. Heinz Bethge, Präsident der Leopoldina von 1974-1990, der Vizepräsident (1978-1989) Prof. Helmut Rennert reise in seiner Vertretung mit offiziellem Auftrag in die Schweiz, es wurde gebeten, ihm bei eventuell auftretenden Schwierigkeiten behilflich zu sein (Adressat nicht erwähnt)

[79] Matrikelmappe von Helmut Rennert 1965-1984.

[80] Prof. Dr. Detlev Ploog (1920-2005) deutscher Psychiater, Primatenforscher und Anthropologe, von 1966-1989 Direktor des Max-Planck-Instituts für Psychiatrie München und ab 1972 Mitglied der Leopoldina.

[81] Hans Heimann (1922-2006), Prof. Dr. med., Schweizer Psychiater, unter anderem in der psychiatrischen

weiteren Aufnahme in der Leopoldina vor. Er sei für die Zuwahl in der Akademie deswegen besonders geeignet, weil er sich seit frühen Zeiten, noch während er bei Max Müller in Bern als Oberarzt tätig gewesen sei, für Brückenschläge und Kontakte zu Kollegen in der DDR besonders eingesetzt habe.[82] Hans Heimann wurde im Jahr 1986 Mitglied zum Mitglied der Leopoldina gewählt.

Weiterhin konnte gefunden werden, dass Herr Dr. Krüger,[83] Nervenheilanstalt Oetwil, Kanton Zürich, an der Teilnahme des Kongresses der psychiatrischen-neurologischen Gesellschaft in der DDR vom 17. bis 19.10.1963 in Dresden interessiert gewesen sei und dafür einen Reiseantrag gestellt hatte.[84]

Universitätsklinik Waldau in Bern und an der Universität Lausanne tätig, 1974-1990 Professor für Psychiatrie an der Universität Tübingen und Direktor der Psychiatrischen Klinik. In: Wikipedia – Die freie Enzyklopädie. Bearbeitungsstand: 5. September 2025, 13:52 UTC. URL: https://de.wikipedia.org/w/index.php?title=Hans_Heimann&oldid=259488431 (Abgerufen: 9. November 2025, 14:24 UTC)

[82] Detlev Ploog an Helmut Rennert am 09.11.1984, Matrikelmappe von Helmut Rennert 1965-1984.

[83] Keine näheren Angaben zur Person gefunden

[84] Büro für Angelegenheiten der medizinisch wissenschaftlichen Gesellschaften; Kongress der psychiatrischen-neurologischen Gesellschaft in der DDR vom 17. bis 19.10.1963 in Dresden 1963 Sekretariat der med.-wissenschaftlichen Gesellschaft an der Medizinischen Akademie Dresden an das Ministerium für Gesundheitswesen der Deutschen Demokratischen Republik, Abtlg. Wissenschaft

Internationaler Kontext

Auf internationaler Ebene kam es zu Kontakten im Rahmen des Weltverbandes Psychiatrie zwischen Psychiatern aus der DDR und der Schweiz. Angaben dazu sind aus Akten des Bundesarchivs erhoben, insbesondere aus Reiseberichten, in denen auch die Wahrnehmung der Teilnehmer aus der DDR, aber auch die Kontakte zu Teilnehmern aus anderen Ländern und deren Aussagen beurteilt werden. Ein längerer Abschnitt befasst sich mit der Kritik an der Sowjetunion, die diese 1983 unter dem drohenden Ausschluss aus dem Weltverband verließ. Es werden Bewertungen des westlichen Auslands zu diesem Vorgang beobachtet und aufgeführt, dabei werden eher neutrale oder auch Äußerungen gegen die antisowjetische Haltung von Schweizer Psychiatern beschrieben.

Die Reise zum VI. Weltkongress für Psychiatrie in Honolulu, Hawaii, vom 28.08. bis 03.09.1977 mit einer DDR-Delegation sei unter anderem unter dem einerseits ausdrücklichen Aspekt der hervorragenden politischen Bedeutung dieses Kongresses, jedoch auch mit dem ausdrücklichen Auftrag darin, gemeinsam mit den Delegierten der Sowjetunion und anderer sozialistischer Länder alles zu tun, um die bekannte beabsichtigte antisowjetische Provokation anlässlich dieses Weltkongresses abzuwenden, erfolgt. Es werden Kontakte zur Delegation der Sowjetunion und anderen Delegationen geschildert, dabei werden auch Gespräche mit Walter Pöldinger und Paul Kielholz aus der Schweiz beschrieben. Bei den Gesprächen werden gewisse Befürchtungen hinsichtlich der provokativen Politisierung des Weltkongress geäußert, jedoch zugleich die Absicht, sich dem fernzuhalten oder dagegen aufzutreten. Kongressteilnehmer, unter anderem aus der Schweiz, hätten sich von antisowjetischen Machenschaften im Weltverband für Psychiatrie distanziert. Paul Kielholz und andere hätten sich gegenüber Mitgliedern der DDR-Delegation ausführlicher geäußert. In Gesprächen sei zum Teil die Sorge zum Ausdruck gebracht worden, dass ernsthafte Befürchtungen hinsichtlich der weiteren Seriosität des Weltverbandes für Psychiatrie begründet seien.[85]

Auf dem Weltkongress für biologische Psychiatrie vom 28.06. bis 03.07.1981 in Stockholm, an dem eine Delegation der DDR unter anderem mit Karl Seidel[86], Klaus Ernst[87], Gisela Ehle[88], Gert-Eberhard Kühne[89], Hans Jürgen Matthias und Karl Leonard[90] vertreten war,

---

[85] Reisebericht Teil I der DDR-Delegation vom VI. Weltkongress für Psychiatrie in: Bericht über die Generalversammlung auf dem WPA-Kongress 1977.

[86] Karl Seidel (geb. 1930), Prof. Dr. med., 1971-78 Direktor der Nervenklinik Charité Berlin, danach Abteilung Gesundheitspolitik des ZK der SED, stellvertretender Leiter (1978-81) und Leiter (1981-89)

[87] Klaus Ernst (geb. 1936), Prof. Dr., 1983-2002 Direktor der Klinik für Psychiatrie und Psychotherapie Rostock.

[88] Gisela Ehle (1943) Prof. Dr. med., Fachärztin für Neurologie und Psychiatrie, Professur für Medizinische Psychologie 1987 Charité, seit 1993 niedergelassen als Psychiaterin und Psychotherapeutin

[89] Gert-Eberhard Kühne (geb. 1936), Prof. Dr., Direktor der Nervenklinik der Medizinischen Akademie Magdeburg, später Klinik für Psychiatrie und Neurologie Friedrich-Schiller-Universität Jena

[90] Karl Leonhard (1904-1988), Prof. Dr., 1955 erfolgte die Umsiedlung in die DDR, wo er als Ordinarius für Psychiatrie und Neurologie an der Medizinischen Akademie Erfurt tätig war,

wurde an der Generalversammlung nur beobachtend teilgenommen, da man noch nicht Mitglied dieser wichtigen Weltföderation war. Persönliche Kontakte zu Schweizern gab es dort ebenso, Jules Angst wurde damals Vizepräsident der Vereinigung. Zusammengefasst wird geschrieben, dass es von den Teilnehmern nicht sozialistischer Länder zu keinerlei abwertenden oder verleumderischen Äußerungen gegenüber der DDR und anderen sozialistischen Ländern gekommen sei.[91]

Christian Müller wurde 1983 in Wien in den Ausschuss des Weltverbandes für Psychiatrie gewählt. Er nahm vom 08.10. bis 12.10.1984 an einer Sitzung des Exekutivkomitees und des Weltverbandes Psychiatrie in Rom teil, wo es zu einem Zusammentreffen mit Jochen Neumann[92] kam. Christian Müller sei dort in öffentlichen Sitzungen nicht in Erscheinung getreten, hinterher habe

---

1957 wurde er zum Ordinarius für Psychiatrie und Neurologie an der Humboldt Universität Berlin ernannt und erhielt die medizinische Leitung der Nervenklinik der Charité, 1969 Emeritierung, ab 1965 Mitglied der Leopoldina.
In: Wikipedia – Die freie Enzyklopädie. Bearbeitungsstand: 12. April 2024, 14:23 UTC. URL: https://de.wikipedia.org/w/index.php?title=Karl_Leonhard&oldid=243987872 (Abgerufen: 31. August 2025, 12:58 UTC)

[91] Weltföderation der Gesellschaft für Biologische Psychiatrie 1981.

[92] Jochen Neumann, (geb. 1936), Prof. Dr., ab 1977 Direktor des Wilhelm-Griesinger-Krankenhauses Berlin, der späteren Leiteinrichtung der DDR-Psychiatrie, ab 1983 Hygienemuseum Dresden.

er aber unaufgefordert dem DDR-Vertreter erklärt, dass er seine Wahl begrüße....[93]

Zu seiner Wahl in den Ausschuss des Weltverbandes für Psychiatrie schreibt Christian Müller[94], dass er gelegentlich an Sitzungen teilgenommen habe. Die Veranstaltungen seien ihm aber eher lästig gewesen. Er habe sich durch mangelnde Englischkenntnisse etwas benachteiligt gefühlt, er habe zudem auch den Sinn der Diskussionen nicht so ganz eingesehen. Es sei viel Zeit darauf verwendet worden, wie man Geld beschaffen könne und wo die nächsten Tagungen stattzufinden hätten. Dies sei ihm wenig ergiebig erschienen, so sei er kaum ein aktives Mitglied dieses internationalen Gremiums gewesen.

Bei den Recherchen wurden auch psychiatrisch und psychotherapeutisch tätige Schweizer Ärzte gefunden, die über ihre psychotherapeutische Arbeit Kontakte in die DDR zu entsprechend tätigen Ärzten und Psychologen hatten. Es gab Verbindungen im Rahmen der Sektion ärztliche Psychotherapie zu psychotherapeutisch tätigen Ärzten in der Schweiz. Zu erwähnen ist unter anderem Jürg Willi[95]. Aufgrund des

---

[93] Bericht über die Generalversammlung auf dem WPA-Kongress 1977.

[94] *Müller, C.*, Erlebte Psychiatrie 1946-1986, 2016, S. 244.

[95] Jürg Willi (1934-2019), Prof. Dr. med., Schweizer Psychiater und Psychoanalytiker, 1983-89 Professor für psychosoziale Medizin, 1989-1999 Direktor der psychiatrischen Poliklinik am Universitätsspital Zürich und Professor für poliklinische Psychiatrie, Psychotherapie und psychosomatische Krankheiten an der Universität Zürich. Von 1999-2009 leitete er das Institut für Ökologisch-systemische Therapie in Zürich. Er gilt als Pionier der Paartherapie. In: Wikipedia – Die freie

Fokus der vorliegenden Arbeit auf die Psychiatrie soll dies vorerst eine Anmerkung bleiben.

Enzyklopädie. Bearbeitungsstand: 31. Mai 2023, 21:39 UTC. URL: https://de.wikipedia.org/w/index.php?title=J%C3%BCrg_Willi&oldid=234204583 (Abgerufen: 1. Dezember 2025, 20:58 UTC)

Sozialpsychiatrie in der Schweiz

Der schon erwähnte bekannte Schweizer Psychiater Luc Ciompi beschreibt zur Entwicklung des sozialpsychiatrischen Denk- und Behandlungsansatzes in der Schweiz im internationalen Kontext teilweise eine ähnliche, teilweise eine andere Entwicklung als in den umliegenden Ländern. Die schweizerische Psychiatrie, in der internationalen Entwicklung eingebettet, habe dabei Ideen und Impulse von allen Seiten empfangen. Es werden Beeinflussungen aus England, Frankreich und Italien geschildert, aber auch die umfassende Bestandsaufnahme des Standes der Psychiatrie in der großen deutschen Psychiatrieenquete der siebziger Jahre und die darauf in mancherorts einsetzende Entwicklung sozialpsychiatrischer Institutionen habe Denkanstöße geliefert. Besonderheiten der schweizerischen Entwicklung resultierten dabei aus historischen wie auch strukturellen Gründen. So hätten psycho- und sozialdynamische Denkansätze schon bereits Anfang des 20. Jahrhunderts eine große und durch die Weltkriege nicht unterbrochene Tradition wie die Namen Eugen[96] und Manfred Bleuler[97], Carl Gustav Jung[98], Ludwig Binswanger[99] und Medard Boss[100] belegten. Diese Ansätze seien seit jeher aber mit der traditionellen, zunächst deutschen und später internationalen Nosologie und Psychopathologie als

---

[96] Eugen Bleuler (1857-1939), Prof. Dr. med., Schweizer Psychiater, 1886-98 Chefarzt der psychiatrischen Klinik Rheinau und 1898-1927 Direktor und ordentlicher Professor für Psychiatrie an der medizinischen Fakultät der Universität Zürich. Bekannt wurde Bleuler durch seine Beschreibung der Schizophrenie, die deshalb zeitweise nach ihm auch Morbus Bleuler genannt wurde (1911: Dementia praecox oder Gruppe der Schizophrenien). Er prägte den Begriff Schizophrenie, mit dem er die Diagnose Dementia praecox von Emil Kraepelin ersetzte. Den Verlauf der Krankheit schätzte er nicht so schlecht ein wie Kraepelin.
In: Wikipedia – Die freie Enzyklopädie. Bearbeitungsstand: 20. Februar 2025, 17:15 UTC. URL: https://de.wikipedia.org/w/index.php?title=Eugen_Bleuler&oldid=253517186 (Abgerufen: 31. August 2025, 13:24 UTC)

[97] Manfred Bleuler (1903-1994), Prof. Dr. med., 1942-67, Schweizer Psychiater, Professor für Psychiatrie an der Universität Zürich und ärztlicher Direktor am Burghölzli, Vertreter der klinischen Psychopathologie, er führte umfangreiche Langzeitbeobachtungen von schizophrenen Patienten durch, Sohn von Eugen Bleuler.

[98] Carl Gustav Jung (1875-1961), Schweizer Psychiater, Prof. Dr. med., 1905-09 Oberarzt der psychiatrischen Klinik Burghölzli, ab 1909 Privatpraxis, Begründer der analytischen Psychologie.

[99] Ludwig Binswanger (1881-1966), Dr. med., Schweizer Psychiater und Psychoanalytiker, Begründer der Daseinsanalytik, von 1910-1957 Leiter des Sanatoriums Bellevue.

[100] Medard Boss (1903-1990), Prof. Dr. med., Schweizer Psychiater und Psychoanalytiker (Daseinsanalytiker), 1936-39 Chefarzt der Privatklinik Knonau, dann Praxis in Zürich. Ab 1956 Titularprofessor für Psychotherapie an der Universität Zürich.

solide Grundlage organisch verbunden geblieben. Dabei habe es schon früher eine Art von natürlicher Synthese gegeben, wie sie bereits unter dem Begriff des bio-psycho-sozialen Modells von Engel 1977[101] beschrieben worden sei. In der schweizerischen Psychiatrie habe es keine so starke Polarisierung zwischen einseitig biologisch-organizistischen Denkschulen einerseits und andererseits psycho- oder soziodynamischen Betrachtungsweisen gegeben. Seit vielen Jahrzehnten sei im schweizerischen Facharzttitel „Psychiatrie **und** Psychotherapie" obligat vereint.[102] In der Schweiz hätten die meisten Universitätslehrer neben der klassischen psychiatrischen zugleich eine psychotherapeutische, oft psychoanalytische Ausbildung. Zudem seien die psychiatrischen Universitätskliniken in die lokale psychiatrische Versorgung eingebettet gewesen, d.h. sie hätten neben spezifisch universitären Aufgaben in Lehre und Forschung auch die Aufgaben eines regionalen Landeskrankenhauses erfüllt.[103] Die geographische und politische Lage der Schweiz könne ebenso als Besonderheit beschrieben werden, einerseits durch ihre kulturelle und viersprachliche Vielfalt, andererseits im Rahmen der natürlichen sektorisierten Versorgung[104] aufgrund der politischen Gliederung in 23 Kantone und drei Halbkantone (historische Bezeichnung)[105] mit Bevölkerungen zwischen aktuell minimal etwa 16.733 und maximal rund

[101] Engel 1977.

[102] Ciompi 1990.

[103] Ebd., S. 551

[104] Ebd., S. 552

[105] Drei Staaten in zwei Hälften geteilt, aber mit der gleichen Würde wie die anderen.

1,62 Millionen Einwohnern[106] mit je autonomem dezentralisiertem Gesundheitswesen, was zweifellos als für die Verbreitung der Sozialpsychiatrie in der Schweiz begünstigend geschildert wird.[107]

Ähnlich beschreibt es Max Müller[108], der einen fundamentalen Unterschied der Schweizer zur deutschen Psychiatrie bereits von der Jahrhundertwende an im Hinblick auf eine bestehende dynamische Einstellung der schweizerischen Psychiatrie im Gegensatz zur statischen Haltung der deutschen Universitätskliniken sieht. Eine frühzeitige Anerkennung der Psychoanalyse habe dabei in der Schweiz vor allem dank überragender Persönlichkeiten wie Eugen Bleuler auch die psychiatrische Einstellung seiner Schüler geprägt, mit wenigen Ausnahmen seien von den dreißiger Jahren an sämtliche Lehrstuhl- und Anstaltsdirektionen von diesen besetzt worden.[109] Jedoch auch für Nicht-Psychoanalytiker hätten das „Gewordensein“ der Patienten, ihre innere und äußere Lebensgeschichte, die Erforschung der Umweltbedingungen, psychohygienische, sozialpsychiatrische und ganz besonders auch psychotherapeutische Fragen im Mittelpunkt gestanden. Von zweitklassigem Interesse seien diagnostische Abgrenzungen geblieben, Deskription von Syndromen usw., seien aber nicht vernachlässigt worden.[110] Christian Müller hingegen

---

[106] Gesamtbevölkerung in der Schweiz.

[107] Ciompi 1990.

[108] Max Müller (1894-1980), Prof. Dr. med., Schweizer Psychiater, von 1954 bis 1963 ordentlicher Professor für Psychiatrie an der Universität Bern und Direktor der Waldau.

[109] Müller 1982.

[110] Ebd., S. 380

schildert in seinem Buch „Erlebte Psychiatrie“ die Schwierigkeit, die Schweizer Analyse besser in den bestehenden psychiatrischen Institutionen zu verankern, was er der psychoanalytischen Gruppe der französischen Schweiz, vor allem Lausanne und Genf, ermöglichen wollte. Er beschreibt sich als weit und breit wohl der Einzige im Vergleich zu anderen Ordinarien, der versuchte die Psychoanalyse in die Spitalpsychiatrie zu integrieren. Das Misstrauen der Psychoanalytiker, die alle in der Privatpraxis tätig waren, sei groß gewesen. Man habe auf Distanz zur Psychiatrie bleiben wollen.[111]

[111] Müller 2016.

Sozialpsychiatrie in der DDR

Bereits 1963, deutlich vor der Bundesdeutschen Psychiatrie-Enquete von 1975, war es in Rodewisch zu der bekannten dortigen Tagung gekommen, um einen relativ frühen und ambitionierten sozialpsychiatrischen Ansatz zu entwickeln und die Verwahrpsychiatrie zu überwinden. Dabei habe die DDR theoretisch an angelsächsische und skandinavische Vorbilder angeknüpft, auch das sowjetische Dispensair-System habe eine Rolle gespielt. Die Ideen in den Rodewischer Thesen wirkten auch heute noch modern, jedoch sei damals stillschweigend von der Anstalt als Basis jeglicher Versorgung ausgegangen worden. 1974 wurden die Rodewischer Thesen um die sogenannten Brandenburger Thesen ergänzt. Diese kreisten um die therapeutische Gemeinschaft von Patienten und Therapeuten und seien durchzogen von therapeutischem Optimismus gewesen[112]. Klaus Weise in Leipzig und die Internistin Karen Bellin[113] in Neuruppin hätten die in Rodewisch formulierten Forderungen in ihrem Bereich umgesetzt. Klaus Weise habe diese zur „sozialpsychiatrischen Leiteinrichtung der DDR" entwickelt. Bemerkenswert am Leipziger Modell sei, neben der Öffnung der Stationen, eine konsequente Sektorisierung gewesen, damit ist gemeint, dass relativ selbstständige, in sich geschlossene Versorgungseinrichtungen mit stationären, Teilzeit- und ambulanten Behandlungsmöglichkeiten erschaffen

---

[112] Jachertz 2013.

[113] Karen Bellin, Dr. med. Internistin, von 1962 bis 1995 an der Neuruppiner Nervenklinik tätig, zuletzt als Chefärztin der Gerontopsychiatrie

worden seien. Ebenso habe Karen Bellin eine Sektorisierung etabliert. Große Krankensäle und Zimmer seien verkleinert worden, Stationen geöffnet, eine Tagesklinik und eine Institutsambulanz eingerichtet, eine Außenfürsorge organisiert worden[114].

Auch ist Helmut Rennert[115] mit dem Begriff der Sozialpsychiatrie in der DDR verbunden. In Halle etablierte er mit seinen Mitarbeitern eine Tages- und Nachtklinik (1966) und einen Patienten-Club außerhalb der Klinik (1968). Im Vordergrund habe dabei die mögliche kontinuierliche Weiterbetreuung mit dem Ziel der Rehabilitation gestanden. 1968 richtete er eine Abteilung für Kinderpsychiatrie ein und unterstützte frühzeitig psychotherapeutische Bestrebungen, so dass bereits 1959 eine Psychotherapieabteilung eröffnet werden konnte.[116]

Die Rodewischer Thesen mit ihren Forderungen hätten jedoch keine nachhaltige Wirkung auf die psychiatrische

---

[114] Jachertz 2013.

[115] Helmut Rennert (1920-1994), deutscher Psychiater, ab 1958 Lehrstuhl für Psychiatrie und Neurologie an der Universität Halle, wo er außerdem Direktor der Klinik für Psychiatrie und Neurologie wurde. 1959 etablierte er dort eine Psychotherapie-Abteilung. 1968 richtete er in Halle eine Abteilung für Kinderpsychiatrie ein. Zum ordentlichen Professor für Psychiatrie und Neurologie wurde er 1969 ernannt. Er entwickelte die Auffassung von der Einheitspsychose zu einem Entwurf einer Universalgenese der Psychosen weiter. In: Wikipedia – Die freie Enzyklopädie. Bearbeitungsstand: 14. April 2023, 08:14 UTC. URL: https://de.wikipedia.org/w/index.php?title=Helmut_Rennert&oldid=232802723 (Abgerufen: 31. August 2025, 13:33 UTC

[116] Kumbier 2016.

Versorgung in der gesamten DDR gehabt.[117] Kumbier et al. schreiben dazu, dass die Umsetzung maßgeblich am politischen System, das eine öffentliche Problemanalyse nicht zuließ, gescheitert sei.[118]

[117] Jachertz 2013.
[118] Kumbier et al. 2013.

Fachliteratur

Als weiterer Schwerpunkt wurde in der DDR-Fachzeitschrift „Psychiatrie, Neurologie und medizinische Psychologie" recherchiert. Es finden sich vor allem Rezensionen/Anzeigen von Fachliteratur von Schweizer Psychiatern.

Teitge und Kumbier stellten 2015 fest, dass die für die Fachzeitschrift hauptverantwortlichen Redakteure an der Schnittstelle von Politik und Wissenschaft agierten, wobei sich aber der staatlicherseits geäußerte Anspruch, vorwiegend auf die Erkenntnisse von Wissenschaftlern aus den sozialistischen Ländern und insbesondere der Sowjetunion zurückzugreifen, nach Untersuchung der Beitragsinhalte, der Herkunft der zitierten Literatur und der Buchrezensionen zu keinem Zeitpunkt wiederfinden lasse[119]. Von 1950-1960 zeige sich aber die Einflussnahme seitens des Staates und der Partei auf die inhaltliche Ausrichtung der Fachbeiträge. Beispielhaft wird dafür der Pawlowismus genannt, was aber nur vorübergehend in den fünfziger Jahren der Fall gewesen sei. In dieser Phase finde sich eine Abwendung von den Konzepten der Psychoanalyse und Psychosomatik, die erst wieder in den letzten beiden Dekaden des Bestehens der Zeitschrift thematisch aufgebaut würden[120]. Beiträge zur Pharmakotherapie in der Psychiatrie seien im Vergleich zum westlichen Ausland zeitlich verzögert dargestellt[121]. Ansonsten fänden sich neben diesen Spezifika im internationalen

---

[119] Teitge und Kumbier 2015.

[120] Ebd.

[121] Ebd.

Vergleich bezüglich der inhaltlichen Auseinandersetzungen in vielen Bereichen Parallelen hinsichtlich der Fachgebietsentwicklung der Psychiatrie in der DDR, zum Beispiel in der Beschäftigung mit dem Krankheitsbild der Schizophrenie, der Psychopharmakotherapie und der wenigen Diskussionen der Neuerungen auf dem Gebiet der Sozialpsychiatrie[122]. In der Phase von 1971 bis Mitte der siebziger Jahre hätten die sozialpsychiatrischen Reformbewegungen in der DDR, die sich in der Zeitschrift kaum wiederfänden, begonnen[123]. Für die letzte Phase von Mitte der siebziger Jahre bis 1989 seien Liberalisierungstendenzen zu erkennen, die sich auch in der Zeitschrift zeigten.[124]

Entsprechend dieser Liberalisierungstendenzen, die von Mitte der 1970er Jahre bis 1989 datiert werden, finden sich ab Anfang der siebziger Jahre, zunächst noch vereinzelt, später zunehmend, Erwähnungen von Schweizer Psychiatern. Ein Schwerpunkt liegt auf Buchrezensionen entweder von Schweizer Autoren oder Schweizern als Co-Autoren, es werden Veröffentlichung von Schweizer Psychiatern zitiert und Kongressbeiträge von Schweizer Psychiatern diskutiert. Thematisch im Vordergrund stehen Erwähnungen von klassischen Krankheitsbildern, sowohl im Rahmen von Buchbesprechungen, aber auch von Forschungsergebnissen. Zunehmend wird im zeitlichen Ablauf auf die Notwendigkeit von Psychotherapie, auch im Sinne einer Sozialtherapie bei der Behandlung psychiatrischer

---

[122] Ebd.

[123] Ebd.

[124] Ebd.

Erkrankungen verwiesen, überwiegend als Schritt nach einer Somatotherapie, was ebenso im Sinne einer Liberalisierung mit vermehrter Betonung auf Psychotherapie gesehen werden kann[125].

Zusammengefasst einige konkrete Beispiele.

In der Ausgabe März 1971 wird beim Buch „Alterspsychiatrie" von Christian Müller auf eine naturwissenschaftliche organische Grundhaltung und die Berücksichtigung von Umwelteinflüssen hingewiesen. Die Kapitel seien bei der Forensik des Alters und der Therapie psychiatrischer Alterskrankheiten eher zu kurz.[126]

Im Dezember 1973 wird in einem Artikel von Otto Bach et al. von der Karl-Marx-Universität Leipzig zum Thema über die Beziehungen zwischen Somato- und Soziotherapie endogener Psychosen ein Hinweis von Max Müller aufgenommen, dass es bislang einen Wettstreit zwischen beiden Therapieformen gegeben habe, der zeitweilig zu einer „unüberbrückbaren Kluft" geführt habe. Ebenso wird Paul Kielholz erwähnt, der auf die Wichtigkeit der Psychotherapie verweise, ohne diese entstehe eine gefährliche Lücke, wenn bei der Behandlung endogener Psychosen nur die Symptome beseitigt würden. Eine intensive Somatotherapie müsse unbedingt eine Soziotherapie nach sich ziehen, ebenso wie eine Soziotherapie nur bei umfangreicher Somatotherapie effektiv werden könne.[127]

---

[125] Eghigian 2002.

[126] Schirmer 1971.

[127] Bach et al. 1973.

In der Ausgabe Juli 1979 wird eine Broschüre von Berner und Gabriel „Krisenintervention in der Psychiatrie“ zum 7. Donau-Symposium für Psychiatrie in Wien 1976 besprochen und unter anderem ein Beitrag von Luc Ciompi erwähnt, der über die Technik der „provozierten Krise“ am Beispiel von zwei Schizophrenen ausgeführt habe, was als anregend, aber auch bedenklich stimmend beurteilt wird...Die Psychiater hätte einen Hang zu ausufernder Begriffsfassung und ungenauer Diktion und würden sich selbst in ein Dilemma hineinmanövrieren, wodurch eine sachbezogene Auseinandersetzung mit interessanten und diskussionswürdigen Auffassungen unnötig erschwert werde.[128]

Es nimmt im Verlauf die Anzahl von Buchbesprechungen mit Beteiligung von Schweizer Psychiatern und von Artikeln, in westlichen Zeitschriften von Schweizern verfasst, zu. Im April 1978 beschreibt Rainer Schwarz in einem Übersichtsreferat zum Thema neuere Ergebnisse der Schizophrenieforschung und verweist auf die Verlaufsuntersuchung von Luc Ciompi und Christian Müller mit einer Katamnesedauer von 36 Jahren[129] und von Manfred Bleuler mit einer

---

[128] Berner und Gabriel 1979.

[129] Das Hauptresultat dieser weltweit bisher längsten Verlaufsuntersuchung an einer großen Zahl von Schizophreniekranken war, dass die Schizophrenie mit ca. ¼ Dauerheilungen und ¼ Besserungen auf lange Sicht wesentlich günstiger und vor allem auch wesentlich vielgestaltiger verläuft, als bisher angenommen wurde. Zahlreiche neuere Studien haben diese Entdeckung weitgehend bestätigt, dazu auch Ciompi und Müller 1976.

Katamnesedauer von 22 Jahren[130], wobei sich ergeben habe, dass alte prognostische Regeln infrage zu stellen seien.

Im Dezember 1979 verfasste Klaus Weise[131] einen Beitrag mit dem Titel "Theorie und Praxis Universitätsklinik und Fachkrankenhaus in der Psychiatrie". In diesem Artikel wird auf die unzureichende Beziehung zwischen Theorie und Praxis in der Psychiatrie hingewiesen. Weise kritisiert, dass sich bedeutende Veränderungen in der Praxis der medizinischen Versorgung vollzogen hätten, ohne dass sich dies im theoretischen Denken der Psychiatrie widerspiegele und ohne, dass die psychiatrische Theorie hierauf Einfluss nehme. Eine Spaltung von Theorie und Praxis sei der Entwicklung des Fachgebiets abträglich. Forschungsprogramme zur Untersuchung der psychologisch sozialen Zusammenhänge, der Gesetzmäßigkeiten des Rehabilitationsprozesses und der Wechselwirkung mit dem psychiatrischen Versorgungssystem seien ungenügend entwickelt. Als Beispiel für den Wert solcher Forschungsprogramme nennt er die Arbeit von Forschungsgruppen, darunter Luc Ciompi, der in den Jahren 1977 und 1978 ein Forschungsprogramm zur Rehabilitation psychisch Kranker durchgeführt habe.[132]

---

[130] Siehe auch Bleuler 1972.

[131] Klaus Weise (1929-2019), Prof. Dr., deutscher Psychiater und Hochschullehrer, ab 1973 Direktor und ab 1974 bis zur Emeritierung 1995 Ordinarius der Psychiatrischen Klinik und Poliklinik Leipzig.

[132] Weise 1979.

Karl Seidel schreibt zum Buch von Gaetano Benedetti „Ausgewählte Aufsätze zur Schizophrenielehre“ im Februar 1980, dass er versuche, dem Problem immer wieder neue Seiten abzugewinnen, es in Vielfalt und Kompliziertheit zu erfassen, auch wenn eigene Standpunkte revidiert werden müssten. Er sei tief davon überzeugt, dass eine psychotherapeutische Beeinflussung möglich sei, wenn es eine Psychodynamik der Schizophrenie gebe. Es wird die zutiefst humanistische ärztliche Haltung Benedettis herausgestellt, auch wenn er zu bestimmten Fragen des Schizophrenieproblems oder der Psychotherapie der Schizophrenie den Standpunkt mit ihm nicht teile oder aus eigenen Erfahrungen andere Interpretationen schizophrener Sachverhalte vorziehe. Es wird trotzdem empfohlen, dieses Buch zu lesen. [133]

Im weiteren zeitlichen Verlauf häufen sich dann Buchbesprechungen mit überwiegend positiver Bewertung. Im Oktober 1982 wird das Buch von Christian Müller „Psychiatrische Erkrankungen“ von W. Poppe vorgestellt.[134] In der Ausgabe Juni 1983 wird von K. Ernst das Buch von Kielholz und Adams „Antidepressive Infusionstherapie“ besprochen.[135] In der Ausgabe November 1983 wird von S. Schirmer das Buch von H. Walter „Zwangseinweisung in der Psychiatrie“, zur Situation in der Bundesrepublik Deutschland, in Österreich und in der Schweiz vorgestellt. Es wird auf die Sachlichkeit sowie darauf verwiesen, dass Zwangseinweisungen nicht nur aus der

---

[133] Seidel 1980.

[134] Poppe 1982.

[135] Ernst 1983.

Krankheit resultierten, sondern zum übergroßen Teil aus soziologischen Faktoren herzuleiten seien.[136]

Wiederholt werden dann Buchbesprechungen „Monographien aus dem Gesamtgebiet der Psychiatrie“ vorgenommen, wo unter anderem Christian Müller Mitherausgeber ist.

Der Beitrag von Brigitte Woggon im Forum d. Psychiatrie wird in der Ausgabe Februar 1985 als bedeutender methodologischer Wert beurteilt. [137]

Auf dem Satellitensymposium „Probleme und Ergebnisse der Psychotherapie in der Psychiatrie“, XI. Jahreskongress Gesellschaft für ärztliche Psychotherapie der DDR gemeinsam mit der Sektion Psychiatrie der Gesellschaft für Psychiatrie und Neurologie der DDR vom 28.-30.03.1985 in Neubrandenburg/Ueckermünde habe Jürg Willi die einseitig psychosozialen Aspekte vernachlässigende Ausbildung der Humanmedizin in der Schweiz bemängelt, so Hans Eichhorn. Ein Höhepunkt sei ein Beitrag von Gaetano Benedetti zur Erfahrung der psychotherapeutischen Arbeit mit psychotischen Menschen gewesen.[138]

Zum Buch von dem in der Schweiz tätigen Österreicher Walter Pöldinger et. al. „Die Therapie der Depression“ wird in der Ausgabe von 1988 von Klaus Weise geschrieben, dass der Titel mehr sage als das Buch hergebe, es werde eine einseitig naturwissenschaftliche

---

[136] Schirmer 1983.

[137] Hempel und Kühne 1985.

[138] Eichhorn 1986.

Sichtweise wiedergegeben und kaum eine psychotherapeutisch soziologische. [139]

Wiederholt wird auch auf die Buchreihe „Psychiatrie der Gegenwart" eingegangen, bei dem Christian Müller Mitherausgeber ist (Mai 1987 Band I[140], Juni 1988 Band II [141], Februar 1990 Band V[142]).

Das Buch von Daniel Hell „Schizophrenien" wird in der Ausgabe Oktober 1989 empfohlen.[143]

Klaus Weise bespricht im Oktober 1990 das Buch „Psychoanalyse im Rahmen der Demokratischen Psychiatrie in 6 Bänden", herausgegeben vom Institut für analytische Psychotherapie, Zürich-Kreuzlingen. Vor allem die Dokumente zu zwei historischen Themen - Auseinandersetzungen mit der Psychoanalyse in der SU und in der DDR - seien von unwahrscheinlichem Informationsgehalt und regten zur weiteren selbständigen Bearbeitung und Beschäftigung mit der Thematik ebenso an wie sie auf Versäumtes bei uns hinweisen würden.[144]

Umgekehrt gibt es Artikel von DDR-Psychiatern, die in der Fachzeitschrift „Schweizer Archiv für Neurologie, Neurochirurgie und Psychiatrie" veröffentlicht wurden. Es wurden Zeitschriftenausgaben von 1959 bis 1990 mit Ausnahme des Jahrgangs 1978 gesichtet. Es wurden

---

[139] Weise 1988.

[140] Geyer 1987.

[141] Ernst 1988.

[142] Lange 1990.

[143] Waldmann 1989.

[144] Weise 1990b.

einige Originalarbeiten von Psychiatern der DDR gefunden, weiterhin einige Buchbesprechungen und ein Referat. Die thematischen Beiträge sind vielschichtig und die veröffentlichten Arbeiten, besprochenen Bücher und Referate lassen sich nicht einem bestimmten Bereich zuzuordnen; sie umfassen sowohl biologische Themen als auch Neurosen, Persönlichkeitsstörungen und bestimmte Erkrankungen. Neben Originalarbeiten finden bei Buchbesprechungen Einordnungen statt, die das Ost-West-Verhältnis und ideologische Grenzen thematisieren. Letzteres geschieht zu einem späteren Zeitpunkt (1984) im eher positiven Kontext und bezieht sich auch auf die Erwähnung der Psychoanalyse, was die Liberalisierung in den östlichen Ländern markieren kann.

Früh finden sich Beiträge von Karl Leonhard, 1960 noch aus der Charité, zur Schizophrenie[145], 1966 zur Pubertätsmagersucht mit symptomatischer Psychose[146] und 1971 eine Arbeit zu Neurosen[147], in der es zusammengefasst darum geht, dass sich nach Art der Beschwerden, die vom Patienten geäußert würden und nach seinem Verhalten, das er biete, entscheiden lasse, ob ein körperliches oder psychogenes Leiden vorliege, wozu er einige Beispiele gibt.

Ebenso wird das Buch von Karl Leonhard „Akzentuierte Persönlichkeiten“ (VEB Verlag Volk und Gesundheit Berlin 1968) besprochen. Es wird positiv bewertet, vor allem, dass auf Dichter und deren Blick eingegangen werde, sodass auch eine Leserschaft außerhalb des

---

[145] Leonhard 1960.

[146] Leonhard und Zeller 1966.

[147] Leonhard 1971.

engeren psychiatrischen Fachbereichs angesprochen werde.[148]

Ebenso in diesem Zeitraum (1964) erscheint ein Artikel von v. Keyserlingk zur Paranoia-Frage, in dem ein Blick auf die Geschichte mit Verweisen auf Kraepelin, Kahlbaum und Kretschmer geworfen wird.[149] Bereits 1961 wird von ihm eine Abhandlung über den Alkoholismus als soziales Problem dargestellt und auf die Forderung von v. Keyserlingk einer viel intensiveren sozialen Prophylaxe und besseren Möglichkeiten für die Betreuung Alkoholkranker verwiesen.[150]

Danach wurden einige Jahre keine Artikel gefunden, bis es von 1977 bis 1984 nochmals eine Häufung mit vorwiegend biologischen Themen gibt.

In der Ausgabe 1977 Heft 1 werden die Beiträge des „Ersten Symposiums der Sektion für neuropsychiatrische Pharmakotherapie der Gesellschaft für Psychiatrie und Neurologie der DDR“ von Mai 1972 im Beiheft zur DDR-Fachzeitschrift Psychiatrie, Neurologie und medizinische Psychologie von Markus Gastpar aus Basel vorgestellt. Die psychiatrischen Hauptthemen hätten die Bedeutung und Wirksamkeit der Depot-Neuroleptika und Probleme und Folgen der Lithium-Therapie umfasst. Es wird darauf hingewiesen, dass für den an typischen Fragestellungen der osteuropäischen Länder interessierten Leser das Buch eine Fundgrube sei. Es diene in diesem Sinne, wie auch im Vorwort als

---

[148] Hole 1970.

[149] Keyserlingk 1964.

[150] Wurmser 1961.

Wunsch formuliert, der gegenseitigen Orientierung zwischen Psychiatern Ost- und Westeuropas.[151]

1979 werden in zwei experimentellen Arbeiten von Michalik et al. die Wirkung von Glykosiden auf die Transport-ATPase bei endogenen Depressionen untersucht. [152]

1983 wird ein Artikel über eine offene klinisch kontrollierte Untersuchung von H.-P. Wunderlich et al. zur antidepressiven Therapie mit Carbamazepin veröffentlicht.[153]

Zum Thema „Das Wechselspiel sozialer, innerpsychischer und biologischer Faktoren für die Ätiopathogenese der Anorexia nervosa“ wird 1984 eine Forschungsarbeit von Gisela Ehle vorgestellt. Dabei wurden Patientinnen mit Anorexia nervosa mit Patientinnen mit Postpill-Amenorrhoe verglichen.[154]

In der Buchbesprechung „Psychonervale Störungen im Grenzbereich der Psychiatrie und Neurologie“ von Gennadi Konstantinowitsch Uschakow, herausgegeben von H. A. F. Schulze[155] im Heft 2 des Bandes 135 aus dem Jahr 1984 werden Gemeinsamkeiten zwischen Westen und Osten im Umgang mit sogenannten psychosomatischen Problemen dargestellt, erwähnt werden die „borderline“-Störungen und die neurologisch-vegetative Störungen, aber auch

---

[151] Gastpar 1977.

[152] Michalik et al. 1979.

[153] Wunderlich 1983.

[154] Ehle 1984.

[155] Schulze, Heinz A.F. (1922-2015), Prof. Dr. med., Neurologe, 1978-1987 Direktor der Nervenklinik an der Charité und Inhaber des Lehrstuhls für Neurologie

fragwürdige Aspekte des Buches hervorgehoben. Es wird ebenso eine gewisse politische Haltung in dem Buch beobachtet. Trotzdem biete es Neues, nach der Ausrottung der Psychoanalyse in der Sowjetunion werde eine ausführliche Diskussion der Lehren Freuds dargestellt und behutsam teilweise rehabilitiert, was vor wenigen Jahren noch verboten gewesen sei. Der Autor habe dabei einen Kompromiss über ideologischen Grenzen hinweg gesucht[156].

[156] N.N. 1984.

Persönliche Kontakte

Neben den Begegnungen zwischen Psychiatern aus der DDR und der Schweiz im „offiziellen" Rahmen wie auf internationalen Plattformen (Leopoldina), Weltverband für Psychiatrie, bislang eher wenig gefundenen Kongressbesuchen, überwiegend von West nach Ost, aber auch von Ost nach West, sowie Erwähnungen in der DDR-Fachzeitschrift „Psychiatrie, Neurologie und medizinische Psychologie", haben auch Treffen auf der Ebene persönlicher Kontakte stattgefunden, wie zwischen Helmut Rennert und Christian Müller bekannt ist.[157]

Sehr persönliche Eindrücke und Erlebnisse von seinen Reisen in die DDR beschreibt Christian Müller in seinem Buch „Erlebte Psychiatrie 1946-1986".[158] Von 1977-1978 sei er auf Vortragsreisen unter anderem nach Halle und Dresden gewesen.

Laut Stasi-Unterlagen-Archiv waren Christian Müller und Luc Ciompi geplante Teilnehmer des Kongresses der Gesellschaft für Psychiatrie und Neurologie vom 20.10.-22.10.1977 im Interhotel Kongress in Karl-Marx-Stadt[159].

Aufenthalte in der DDR seien teils im Rahmen der Zusammenkünfte der Leopoldina und teils direkt auf Einladungen zu psychiatrischen Tagungen erfolgt.[160] Es sei jedes Mal ein unheimliches Abenteuer mit langer

---

[157] Matrikelmappe von Helmut Rennert 1965-1984.

[158] Müller 2016.

[159] Massnahmenplan zur Absicherung des Kogresses der Gesellschaft für Psychiatrie und Neurologie vom 20.10.77-22.10.77 im Interhotel Kongress in Karl-Marx-Stadt.

[160] Müller 2016, S. 211

Planung im Voraus gewesen. Der bürokratische Apparat sei bedrückend und ungewohnt gewesen. Zusammengefasst sei man jedes Mal aufs gröblichste angepöbelt worden. Die Verlogenheit und Unaufrichtigkeit in psychiatrisch-wissenschaftlichen Dingen habe auf das Gemüt gedrückt, so sei es beispielsweise geschehen, dass bei einer Tagung über Geriatrie ein politischer Funktionär vom Rednerpult verkündet habe, dieses Problem sei in der DDR endgültig gelöst, die Alten erhielten im sozialistischen Staat alles, was sie brauchten, und der Westen solle sich ein Vorbild an den idealen Verhältnissen in diesem sozialistischen Land nehmen. Er sei froh gewesen, sich als Schweizer nicht wie die anderen Kollegen aus der DDR ducken und schweigen zu müssen, sondern offen gegen einen solchen Unsinn protestieren zu können. Seine Psychiaterkollegen in der DDR seien meistens etwas erschreckt und verängstigt gewesen, wenn sie aus dem Westen so kühn und frei von der Leber gesprochen hätten. Die meisten von ihnen hätten ihm unter der Hand und im Einzelgespräch anvertraut, dass sie mit dem Regime nicht einverstanden seien, dass sie sich aber nicht anders als durch Anpassung zu helfen wüssten. Er erinnere sich an eine Diskussion an einem Bankett am Abend in Karl-Marx-Stadt mit einem sympathischen 45jährigen Psychiater. Er habe das Regime kritisiert, aber zugleich kundgetan, dass er seinem Sohn raten würde, in die Partei einzutreten, ohne das gehe es eben nicht. Die universitäre Psychiatrie in Leipzig, wo er einen Vortrag gehalten habe, habe er besichtigt, sie sei ihm recht schäbig und uninteressant vorgekommen. Der dortige Ordinarius habe sie in das Haus „Intelligenzia" zum Essen eingeladen, ein Luxusrestaurant. Dort seien sie auf eine russische Delegation getroffen, angeführt von Georgij Morozov[161], der berüchtigte Mann, der in der Sowjetunion für die Versenkung von russischen Dissidenten in psychiatrische Anstalten verantwortlich gewesen sei. Er beschreibt ihn als Mann mit brutalem und durch und durch unsympathischem Gesicht, er wollte nie im Leben in seine Hände geraten.[162]

Er habe versucht, Kollegen, die interessante Ansichten vertreten hätten oder sonst durch produktive Gedanken aufgefallen seien, in die Schweiz einzuladen. Dies sei immer daran gescheitert, dass sie keine Ausreisegenehmigung erhalten hätten. Dies sei die Hauptklage der Menschen, denen er begegnet sei, gewesen, die eingeschränkte Bewegungsfreiheit und die Unmöglichkeit, mit dem Ausland wissenschaftliche Kontakte zu pflegen, eine Dürftigkeit ihrer Informationen, ein Mangel an ausländischer Literatur etc.. Offiziell sollten sie sich alle an der russischen Psychiatrie orientieren. Er habe aber nur wenige DDR-Psychiater gefunden, die ein Interesse an der russischen Psychiatrie gezeigt hätten. Es sei ihm insgesamt erschienen, dass die DDR auf dem Vorkriegsstand geblieben sei. Für einzelne Kontakte sieht er durchaus interessante Ansichten. Für die Psychiatrie an sich und wie sie vom Staat geführt wurde, gibt er ein eher vernichtendes Urteil ab.[163]

---

[161] Georgij Morozov, Psychiater, Professor und Chef des Moskauer Serbsky-Instituts; involviert in den sowjetischen Missbrauch der Psychiatrie

[162] *Müller, C.*, Erlebte Psychiatrie 1946-1986, 2016, S. 212

[163] Ebd., S. 212

Letzteres bestätigt auch Luc Ciompi, der als Zeitzeuge interviewt werden konnte. Er sei 1971 gemeinsam mit Christian Müller zu einem nicht internationalen Kongress nach Leipzig gereist, wo Christian Müller auch einen Vortrag gehalten habe. Dies sei seine einzige berufliche Reise in die DDR gewesen. Bei seinem Kongressbesuch sei Politisches nach seinem Wissen nicht zur Sprache gekommen, jedoch habe ein bekannter Psychiater in der DDR sehr politikkonform mit Huldigungen ans Regime gesprochen. Beispielsweise sei von ihm geäußert worden, dass es im Sozialismus keine psychisch Kranken gebe. Hinter vorgehaltener Hand sei aber geäußert worden, dass es anders sei und auch dieser Psychiater anders denke. Kurz darauf habe sich dieser in den Westen abgesetzt. Es sei bei seinem Kongressbesuch nach seiner Erinnerung vorwiegend um Sozialpsychiatrie gegangen. Als sehr gut hätten sie den sozialpsychiatrischen Ansatz in der DDR eingeschätzt, was auch der Grund für die Reise in die DDR gewesen sei. Er sei positiv von einem Netz von modernen sozialpsychiatrischen sogenannten Übergangsinstitutionen zur Teilzeitbehandlung und Wiedereingliederung (Tageskliniken, Rehabilitationszentren etc.) früher dauerhospitalisierter Patienten punktuell in Leipzig beeindruckt gewesen, kaum aber anderswo. Auch die jährlichen präventiven Untersuchungen aller Frauen auf Brustkrebs seien ihm positiv aufgefallen. Privat seien einige politisch gefärbte Gespräche mit klaren Regimekritikern möglich gewesen. Nach diesem Treffen habe er keine längeren persönlichen Kontakte mehr gehabt.

Grundsätzlich habe aufgrund der Staatsform der DDR eher wenig Interesse bestanden.

Den Grenzübergang am Checkpoint Charly schildert er aufregend. In Erinnerung geblieben sei ihm vor allem eine peinliche Gepäckuntersuchung beim Übertritt in die DDR am Checkpoint Charlie in Berlin mit Konfiskation von mehreren westlichen Tageszeitungen und eines Buches über die Psychosenpsychotherapie von Mme Sechehaye[164] mit einem offenbar verdächtigen Coverbild, das er auf der Rückreise dann wieder zurückerhalten habe.[165]

Ob er am Kongress der Gesellschaft für Psychiatrie und Neurologie vom 20.10. bis 22.10.1977 in Karl-Marx-Stadt teilgenommen hat, war nicht zu eruieren.

Eine Tochter von Christian Müller erinnert aktiv nichts von den Reisen ihres Vaters in die DDR, sie wisse aber, dass ihm die Mitgliedschaft in der Leopoldina sehr viel bedeutet habe.[166]

---

[164] Marguerite Sechehaye geb. Burdet (geboren 27. September 1887 in Genf; gestorben 1. Juni 1964 in Genf) war eine Schweizer Psychoanalytikerin, die vor allem durch ihre Arbeit mit schizophrenen Patienten bekannt wurde. https://de.wikipedia.org/wiki/Marguerite Sechehaye, abgerufen am 31.08.2025

[165] Zeitzeugenbericht vom 16.05.2023 und E-Mail-Austausch vom 11.10.2024

[166] Zeitzeugenbericht vom 16.05.2023

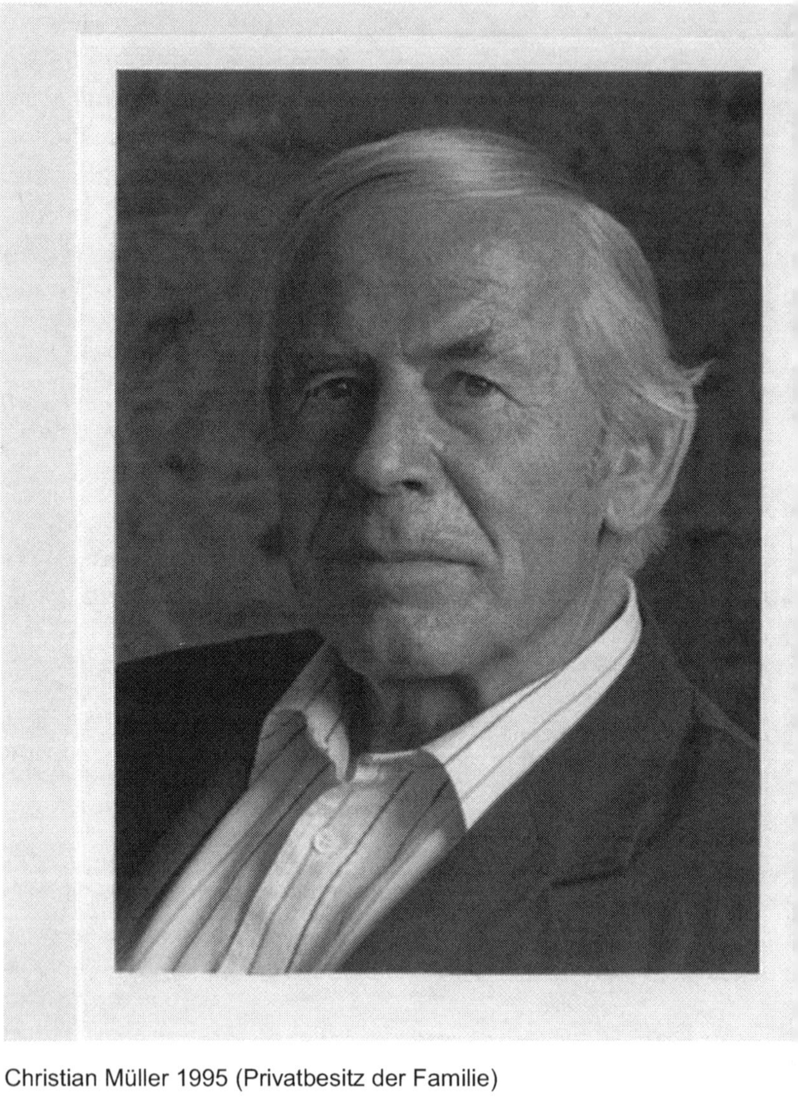

Christian Müller 1995 (Privatbesitz der Familie)

(Foto: J. Mayerat; mit seiner Genehmigung)

Zusammengefasst kann folgendes festgestellt werden. Offensichtlich bestand ein persönliches inhaltliches Interesse von Schweizer Psychiatern an sozialpsychiatrischen Reformen in der DDR. Dies verdeutlicht einerseits eine gewisse Häufung von Reisen von Anfang bis etwas über die Mitte der siebziger Jahre von Schweizer Psychiatern in die DDR. Andererseits veranschaulichen es auch die Kontakte nach Leipzig und Halle, wo Reformen bevorzugt umgesetzt wurden.

Schlussfolgerungen

Bisher sind keine umfassenden Untersuchungen zum wissenschaftlichen Austausch und den Kontakten zwischen Psychiatern aus der DDR und der Schweiz durchgeführt worden. Diese Arbeit soll einen ersten Überblick dazu geben.

Es wurde mit einer gründlichen Recherche nach einerseits Akteuren und andererseits schriftlichen Hinweisen begonnen, die in verschiedenen Quellen wie Archivmaterial, Zeitschriftenartikeln und Büchern aufgeführt werden. Zudem wurden Zeitzeugen befragt. Dabei zeigte sich, dass es einen wissenschaftlich-inhaltlichen, aber auch persönlichen Austausch zwischen Psychiatern der DDR und der Schweiz gab. Bei einer Analyse von Erwähnungen und Publikationen in den Fachzeitschriften beider Länder fanden sich einige Psychiater aus der Schweiz und der DDR immer wieder. Die Austauschfrequenz variierte in Abhängigkeit von der jeweiligen politischen Lage in der DDR und nahm ab Mitte der siebziger Jahre in der Anzahl auf einigen Ebenen eher zu.

Gezielter wurde nach den konkreten Plattformen der Kommunikation geschaut und versucht die Beschreibungen inhaltlich einzuordnen, auch im Hinblick auf die damalige Bewertung. Das gesichtete Material lässt sich in unterschiedliche Kategorien einteilen. Einerseits finden sich Kontakte zwischen Psychiatern der DDR und der Schweiz, die im „offiziellen Raum“ stattfanden und die überwiegend im politischen Kontext beurteilt wurden wie im Weltverband für Psychiatrie. Andererseits gibt es Berührungen im wissenschaftlichen Kontext, beispielsweise durch Artikel in den jeweiligen Fachzeitschriften mit Rezensionen, mehr auf fachlicher, aber auch auf politischer Ebene. Ebenso gab es persönliche Kontakte der Akteure, die teilweise kommentiert wurden. Die Bewertungen fallen unterschiedlich aus, sicherlich begründet durch jeweils einen anderen Fokus.

Von Seiten der Akteure der DDR kann in den gesichteten Unterlagen eine überwiegend positive Einschätzung von Schweizer Psychiatern im „offiziellen Raum" festgestellt werden.

Beurteilungen durch Schweizer Psychiater hinsichtlich der Möglichkeiten der Kommunikation mit DDR-Psychiatern fallen eher negativ aus. Dabei standen die Politik der DDR und die schwierigen Rahmenbedingungen im Fokus, auch der Zustand der Psychiatrie in der DDR wurde kommentiert.

Der wissenschaftliche Austausch über die Fachzeitschriften ähnelt inhaltlich dem zwischen der DDR und der Bundesrepublik. Es gibt einige Rezensionen von Beiträgen Schweizer Psychiater in unterschiedlichen Kontexten, wobei insbesondere – vergleichbar denen der Bundesrepublik – empirische Angaben zunächst eher positiv bewertet werden[167]. Ab Mitte der siebziger Jahre wird dann mehr Bezug auf die Verknüpfung zwischen Somato- und Soziotherapie genommen, auch die Psychoanalyse, die in der Schweizer Psychiatrie einen hohen Stellenwert hatte, wird zunehmend differenziert erwähnt und einseitig somatische Aspekte kritisiert.

---

[167] Vgl. Beyer 2022.

Veröffentlichungen von DDR-Psychiatern in der Schweizer Fachzeitschrift werden mit einer Häufung in den sechziger Jahren und dann wieder ab 1977 bis Mitte der achtziger Jahre festgestellt. Es handelt sich um Originalarbeiten, aber ebenso besprochene Bücher und Referate. Thematisch sind sie nicht nur einem Gebiet, sondern unterschiedlichen Themenbereichen zuzuordnen. Neben Originalarbeiten kommt es bei Buchbesprechungen zu Beurteilungen, die auch das Ost-West-Verhältnis mit ideologischen Grenzen zum Inhalt haben, letzteres zu einem schon späteren Zeitpunkt (1984) im eher positiven Kontext, was die Liberalisierung in den östlichen Ländern verdeutlicht.

Eine Quelle des wahrscheinlich inhaltlich tiefergehenden Austauschs wird für Kontakte auf persönlicher Ebene vermutet. Persönliche Kontakte zwischen Psychiatern beider Länder gab es, wie festgestellt wurde, wenn auch nach bisherigen Erkenntnissen in begrenztem Umfang. Diese Kontakte scheinen in ihrer Motivation stark von der Persönlichkeit und Bereitschaft des Einzelnen, beispielsweise die Ländergrenze zu bewältigen, abhängig gewesen zu sein. Die persönlichen Kontakte wirken in ihrer Bewertung detaillierter und weniger von äußeren Faktoren beeinflusst. Ein Austausch im Sinne eines Nutzens von Nischen wird nach Recherchen wahrscheinlich mit den universitären Psychiatrien in Leipzig und Halle vermutet. Christian Müller war einer der führenden Psychiatrie-Reformer in der Schweiz, in der DDR trieb Klaus Weise die Deinstitutionalisierung und Sektorisierung[168] der Leipziger Universitätsklinik voran. Auch er wird als

[168] Beyer 2022.

Psychiatriereformer dargestellt. Persönliche Verknüpfungspunkte zwischen Christian Müller und Klaus Weise sind nicht explizit beschrieben gefunden worden, jedoch Besuche von Christian Müller in Leipzig sind erwähnt. Ebenso ist Helmut Rennert (1920-1994) mit dem Begriff der Sozialpsychiatrie in der DDR verbunden. Es konnte recherchiert werden, dass Helmut Rennert mit Christian Müller in Kontakt war. Es kam überwiegend zu Besuchen von der Schweiz aus in die DDR. Inwieweit ein inhaltlicher Austausch stattfand, konnte in dem bislang gesichteten Aktenmaterial nicht genauer eruiert werden. Von befragten Zeitzeugen konnte zu den persönlichen Kontakten und wissenschaftlichen Austausch konkret nichts beigetragen werden. Christian Müller und Helmut Rennert waren Mitglied der Leopoldina. Es ist zu vermuten, dass diese Plattform ebenso eine Möglichkeit des Austauschs geboten hat, jedoch ist darüber, bis auf viele Reise von Christian Müller nach Halle, keine Dokumentation gefunden worden.

Ein Format wie die Donau-Symposien für Psychiatrie, die 1964 in Wien ins Leben gerufen wurden und deren Ziel es war, während des Kalten Krieges eine neutrale Plattform für den wissenschaftlichen Austausch zu schaffen, wobei besonders die Zusammenarbeit von Psychiatern aus den Ländern entlang der Donau im Vordergrund stand, wodurch sowohl ein fachlicher als auch ein kultureller Dialog zwischen Ost- und Westeuropa ermöglicht wurde, ist für die Schweiz nicht beschrieben[169]. In der Ausgabe Juli 1979 der DDR-Fachzeitschrift „Psychiatrie, Neurologie und

[169] Hofmann 2003.

medizinische Psychologie“ wird in einer Broschüre von Berner und Gabriel „Krisenintervention in der Psychiatrie“ zum 7. Donau-Symposium für Psychiatrie in Wien 1976, wie geschildert, unter anderem ein Beitrag von Luc Ciompi erwähnt, sodass davon auszugehen ist, dass er Teilnehmer war[170], ob es zu Kontakten zu DDR-Psychiatern kam, ist hingegen nicht bekannt.

Zusammengefasst zeigt die vorliegende Arbeit, dass es nach ersten Erkenntnissen nur wenig Austausch zwischen Psychiatern aus der DDR und der Schweiz gab. Es wird angenommen, dass dies hauptsächlich auf die verschiedenen politischen Systeme zurückzuführen ist. Während des Kalten Krieges nahm die Schweiz als demokratisch-liberaler Staat mehrheitlich eine distanzierte bis kritische Haltung gegenüber kommunistischen Regimen ein, wobei die DDR häufig als autoritär geprägter Staat wahrgenommen wurde. Die staatlich kontrollierten Reisebedingungen werden eher abschreckend dargestellt, was auch von Zeitzeugen berichtet wird.

Interesse von Schweizer Psychiatern bestand offensichtlich an sozialpsychiatrischen Reformbewegungen in der DDR, insbesondere von Schweizer Reformpsychiatern, wodurch es zu Besuchen in die DDR kam, aber nur sehr selten von Ost nach West.

Kontakte zwischen Psychiatern der DDR und der Schweiz, gab es auch im offiziellen Kontext, aber nach ersten Erkenntnissen im Umfang eher wenig.

---

[170] Berner und Gabriel 1979.

Es finden sich Veröffentlichungen von Originalarbeiten und Buchbesprechungen von DDR-Psychiatern in der Schweizer Fachzeitschrift. Umgekehrt bleiben auch Schweizer Psychiater in der Fachzeitschrift der DDR nicht unerwähnt, wenn auch keine Originalarbeiten gefunden wurden.

Es wird angenommen, dass ein Austausch besonders auch auf persönlicher Ebene und in inhaltlichen Nischen stattfand, was noch weiter beforscht werden sollte, wie auch von Ekkehardt Kumbier gefordert wird[171]. Psychiater aus der Schweiz stellen dabei sicherlich eine weitere Ergänzung dar.

Als weiterer Schritt ist geplant, noch vertieft zum inhaltlichen Transfer zwischen beiden Ländern zu recherchieren und dabei Archive wie in Leipzig und Halle zu nutzen, ebenso weitere Schweizer Archive und das Stasi-Unterlagen-Archiv. In Ergänzung könnten Befragungen von Zeitzeugen fortgeführt werden, was zunehmend im Sinne der Forschung über die DDR an Bedeutung gewinnt[172]

Interessant ist ebenso der Blick auf weitere Länder wie Großbritannien, die USA, Kanada und Österreich, die beispielsweise in der DDR-Fachzeitschrift „Psychiatrie, Neurologie und medizinische Psychologie“ in Rezensionen von Arbeiten zur Entwicklung von psychiatrischen Übergangseinrichtungen, Behandlungsgemeinschaften und Gemeindepsychiatrie genannt werden[173] .

---

[171] Kumbier 2022a.

[172] Arp und Goudin-Steinmann 2022.

[173] Zitat nach Beyer 2018.

Autorin

Ulrike Pietsch wurde 1970 in Darmstadt geboren. Die Eltern stammen aus Schlesien. Studium der Medizin an der Universität Hamburg. 1996 Approbation zur Ärztin. 1997 Promotion zum Doktor der Medizin an der Universität Hamburg. Danach Weiterbildung zur Fachärztin für Psychiatrie (2000) und Erwerb der Zusatzbezeichnung Psychotherapie (2005). Von 2003 bis 2004 oberärztliche Tätigkeit in Meilen, Zürich. Seit 2008 Praxis für Psychiatrie und Psychotherapie in Hamburg.

Literaturverzeichnis

Anderegg, Susanne: Der bekannteste Schweizer Psychiater forscht mit 84 immer noch jeden Tag. Der emeritierte Professor Jules Angst wurde vor 40 Jahren als «Pillen-Angst» verschrien. Heute sieht er sich von der Entwicklung bestätigt: Medikamente helfen depressiven Menschen nachhaltig. Tagesanzeiger. Online verfügbar unter

https://www.tagesanzeiger.ch/der-bekannteste-schweizer-psychiater-forscht-mit-84-immer-noch-jeden-tag-470157867272, zuletzt geprüft am 02.04.2023.

Arp, Agnès; Goudin-Steinmann, Élisa (2022): Die DDR nach der DDR: Ostdeutsche Lebenserzählungen: Psychosozial-Verlag.

Ayan, Steve (2023): Auf den Spuren der "Fürsorgediktatur". Interview mit dem Psychotherapie-forscher Bernhard Strauß. In: *Spektrum der Wissenschaft, Gehirn und Geist* (8), S. 40–44.

Bach, Otto; Grüß, Ursula; Hirsch, Cornelia (1973): Über die Beziehungen zwischen Somato- und Soziotherapie endogener Psychosen. In: *Psychiatrie, Neurologie und medizinische Psychologie,* Vol. 25, No. 12, S. 741–747. Online verfügbar unter

https://www.jstor.org/stable/45252557.

Bericht über die Generalversammlung auf dem WPA-Kongress (1977). Bundesarchiv, BArch, DQ 101/586a 2/2.

Berner, P.; Gabriel, E. (1979): Krisenintervention in der Psychiatrie (7. Donausymposion für Psychiatrie, Wien, 1976). In: *Psychiatrie, Neurologie und medizinische Psychologie,* Vol. 31, No. 7, S. 436–437. Online verfügbar unter https://www.jstor.org/stable/45254989.

Beyer, Christof (2018): Sozialpsychiatrischer Transit. Kontakte zwischen Psychiatern in Ost und West im Umfeld der bundesdeutschen Psychiatriereform. In: Ekkehardt Kumbier und Holger Steinberg (Hg.): Psychiatrie in der DDR. Beiträge zur Geschichte. Berlin: be.bra wissenschaft (Schriftenreihe zur Medizin-Geschichte, Bd. 24), S. 221–233.

Beyer, Christof (2022): Deutsch-deutsche "Reform-inseln". Sozialpsychiatrischer Austausch zwischen BRD und DDR. In: Ekkehardt Kumbier: Seelenarbeit im Sozialismus. Psychologie, Psychiatrie und Psychotherapie in der DDR. Hg. v. Bernhard Strauß, Rainer Erices, Susanne Guski-Leinwand und Ekkehardt Kumbier. Gießen: Psychosozial-Verlag (Forum Psychosozial), S. 61–69.

Bischof, Erwin (2010): Honeckers Handschlag. Beziehungen Schweiz - DDR 1960-1990 : Demokratie oder Diktatur. Bern: Interforum.

Bleuler, Manfred (1972): Die schizophrenen Geistesstörungen im Lichte langjähriger Kranken - und Familiengeschichten: Thieme.

Büro für Angelegenheiten der medizinisch wissenschaftlichen Gesellschaften; Kongress der psychiatrischen-neurologischen Gesellschaft in der DDR vom 17. bis 19.10.1963 in Dresden (1963). Bundesarchiv, DQ 101/481c.

Ciompi, Luc (1990): Zur Entwicklung des sozialpsychiatrischen Denk- und Behandlungsansatzes in der Schweiz. In: Achim Thom und Erich Wulff (Hg.): Psychiatrie im Wandel. Erfahrungen und Perspektiven in Ost und West. Bonn: Psychiatrie-Verl., S. 551–562.

Ciompi, Luc; Baumann, Pierre (2014): Nachruf auf Christian Müller (1921-2013). In: *Der Nervenarzt* 85 (9), S. 1182–1183. DOI: 10.1007/s00115-013-3899-0.

Ciompi, Luc; Müller, Christian (1976): Lebensweg und Alter der Schizophrenen: eine katamnestische Langzeitstudie bis ins Senium. Berlin (Monographien aus dem Gesamtgebiete der Psychiatrie, 12).

Deutsches Ärzteblatt. Gestorben (1990). In: *Deutscher Ärzteblatt* 87 (27), A-2180. Online verfügbar unter https://www.aerzteblatt.de/pdf/87/27/a2180.pdf, zuletzt geprüft am 02.04.2023.

Drei Staaten in zwei Hälften geteilt, aber mit der gleichen Würde wie die anderen. Online verfügbar unter https://swissfederalism.ch/de/drei-staaten-in-zwei-haelften-geteilt-aber-mit-der-gleichen-wuerde-wie-die-anderen/, zuletzt geprüft am 31.08.2025.

Eghigian, Greg (2002): Was There a Communist Psychiatry? Politics and East German Psychiatric Care, 1945-1989. In: *Harv Rev Psychiatry* 10 (6), S. 364–368. DOI: 10.1080/hrp.10.6.364.368.

Ehle, Gisela (1984): Das Wechselspiel sozialer, innerpsychischer und biologischer Faktoren für die Ätiopathogenese der Anorexia nervosa. In: *Schweizer Archiv für Neurologie, Neurochirurgie und Psychiatrie* 134 (1), S. 81–91.

Eichhorn, Hans (1986): Bericht über das Satellitensymposium „Probleme und Ergebnisse der Psychotherapie in derPsychiatrie“ des XI. Jahreskongresses der Gesellschaft für ärztliche Psychotherapie derDDR gemeinsam mit der Sektion Psychiatrie der Gesellschaft für Psychiatrie undNeurologie der DDR sowie deren Regionalgesellschaften vom 28.–30. 3. 1985 inNeubrandenburg/Ueckermünde. In: *Psychiatrie,*

Neurologie und medizinische Psychologie 38 (1), S. 43–44. Online verfügbar unter

https://www.jstor.org/stable/45258002.

Engel, George L. (1977): The need for a new medical model: a challenge for biomedicine. In: *Science (New York, N.Y.)* 196 (4286), S. 129–136. DOI: 10.1126/science.847460.

Erices, Rainer: Der Missbrauch der Psychiatrie in der Sowjetunion und die Reaktion der DDR. In: E. Kumbier (Hg.) Psychiatrie in der DDR II, II, S. 73–93.

Ernst, K. (1983): Reviewed Work(s): Antidepressive Infusionstherapie. 1. Auflage by P. Kielholz and C.Adams. In: *Psychiatrie, Neurologie und medizinische Psychologie* 35 (6), S. 371. Online verfügbar unter https://www.jstor.org/stable/45255802.

Ernst, K. (1988): Reviewed Work(s): Psychiatrie der Gegenwart. 3. völlig neu gestaltete Aufl. (in 9 Bänden). Band 2: Krisenintervention, Suizid, Konsiliarpsychiatrie by K.P. Kisker, H. Lauter, J.-E.Meyer, C. Müller, E. Strömgren, M. Bauer, H. Berger, E. Bönisch, P. Götze, Th. Haenel, H.Helmchen, H. Katschnig, T. Konieczna, N. Kretman, H. Merskey, H. Musaph, W. Pöldinger,Ch. Reimer and M. Stauber. In: *Psychiatrie, Neurologie und medizinische Psychologie* 40 (6), S. 382–384. Online verfügbar unter https://www.jstor.org/stable/45257395.

Gastpar, Markus (1977): Grundlagen und Praxis der neuropsychiatrischen Pharmakotherapie von Prof. Dr. Heinz A. F. Schulze (Redaktion). Beiheft (Heft 20/21) zur Zeitschrift Psychiatrie, Neurologie und medizinische Psychologie. In: *Schweizer Archiv für Neurologie, Neurochirurgie und Psychiatrie* 120 (1), S. 173–174.

Gesamtbevölkerung in der Schweiz. Online verfügbar unter https://de.statista.com/statistik/daten/studie/19317/umfrage/gesamtbevoelkerung-in-der-schweiz/, zuletzt geprüft am 31.08.2025.

Geyer (1987): Reviewed Work(s): Psychiatrie der Gegenwart by K. P. Kisker, H. Lauter, J.-E. Meyer, C.Müller and E. Strömgren; Band 1: Neurosen, Psychosomatische Erkrankungen,Psychotherapie by U. Baumann, H. Bommert, L. Ciompi, P. Fürstenau, P. E. Garfinkel, D.M. Garner, I. Hand, P. Hertoft, S. O. Hoffmann, H. Kächele, A. Kuhr, C. Reinecker-Hecht,G. Rodin, C. Rohde-Dachser, H. Schepank, F. B. Simon, H. Stierlin, H. H. Strupp, H. Thomä,R. Tölle and S. Zepf. In: *Psychiatrie, Neurologie und medizinische Psychologie* 39 (5), S. 319. Online verfügbar unter https://www.jstor.org/stable/45257114.

Geyer, Michael (Hg.) (2011): Psychotherapie in Ostdeutschland. Geschichte und Geschichten 1945 - 1995 ; mit 5 Tabellen. 1. Aufl. Göttingen: Vandenhoeck & Ruprecht.

Hell, Daniel: Daniel Hell. Psychiater, Psychotherapeut und Autor. Online verfügbar unter https://www.daniel-hell.com/, zuletzt geprüft am 23.09.2024.

Hempel, Hans-Dietrich; Kühne, Gerhard-Eberhard (1985): Reviewed Work(s): Prognose der Psychopharmakotherapie (Forum der Psychiatrie) by B.Woggo, J. Glatzel, H. Krüger and Ch. Scharfetter. In: *Psychiatrie, Neurologie und medizinische Psychologie* 37 (2), S. 122. Online verfügbar unter https://www.jstor.org/stable/45258276.

Hofmann, Gustav (2003): History of Danube Symposia of Psychiatry: 1964–2002. Aims, scientific and cultural aspects. In: *Psychiatria Danubina* 15 (2-3), S. 93-99.

Hole, G. (1970): Karl Leonhard: Akzentuierte Persönlichkeiten. Referate. In: *Schweizer Archiv für Neurologie, Neurochirurgie und Psychiatrie* 107 (1), S. 200–201.

Jachertz, Norbert (2013): Sozialpsychiatrie in der DDR: Die unvollendete Reform. In: *Deutscher Ärzteblatt* 110 (38), A-1732 / B-1528 / C-1504.

Jarausch, Konrad (2012): Realer Sozialismus als Fürsorgediktatur. Zur begrifflichen Einordnung der DDR. Historische Sozialforschung. In: *Historical Research* Supplement 24, S. 249–272. Online verfügbar unter https://nbn-resolving.org/urn:nbn:de:0168-ssoar-379121.

Keyserlingk, Hugo v. (1964): Zur Paranoia-Frage. In: *Schweizer Archiv für Neurologie, Neurochirurgie und Psychiatrie* 94 (1/2), S. 154–167.

Kumbier, Ekkehardt (2016): Helmut Rennert – Protagonist der Psychiatrie in der DDR? In: Benno Parthier (Hg.): Vorträge und Abhandlungen zur Wissenschaftsgeschichte 2013/2014, Bd. 65. Stuttgart: Wissenschaftliche Verlagsgesellschaft (Acta Historica Leopoldina, Band 65), S. 21–36.

Kumbier, Ekkehardt (2022a): Psychiatrie in der DDR. In: Ekkehardt Kumbier: Seelenarbeit im Sozialismus. Psychologie, Psychiatrie und Psychotherapie in der DDR. Hg. v. Bernhard Strauß, Rainer Erices, Susanne Guski-Leinwand und Ekkehardt Kumbier. Gießen: Psychosozial-Verlag (Forum Psychosozial), S. 29–49.

Kumbier, Ekkehardt (2022b): Seelenarbeit im Sozialismus. Psychologie, Psychiatrie und Psychotherapie in der DDR. Hg. v. Bernhard Strauß, Rainer Erices, Susanne Guski-Leinwand und Ekkehardt Kumbier. Gießen: Psychosozial-Verlag (Forum Psychosozial).

Kumbier, Ekkehardt; Haack, Kathleen; Steinberg, Holger (2013): 50 Jahre Rodewischer Thesen - Zu den Anfängen sozialpsychiatrischer Reformen in der DDR. In: *Psychiatrische Praxis* 40 (6), S. 313–320. DOI: 10.1055/s-0033-1343229.

Lange, Ehrig (1990): Reviewed Work(s): Psychiatrie der Gegenwart. Band 5, Äffektive Psychosen. 3. völlig neugestaltete Aufl. by K. P. Kisker, H. Lauter, J.-E. Meyer, C. Müller, E. Strömgren, J.Angst, G. Benedetti, F. Holsboer, A. Kraus, H. Kuhs, M. Linden, N. Matussek, H. J. Möller,J.-O. Ottosson, E. S. Paykel, B. Pflug, M. Shou, R. Tölle, B. Woggon, E. Zerbin-Rüdin andD. von Zerssen. In: *Psychiatrie, Neurologie und medizinische Psychologie* 42 (2), S. 126–127. Online verfügbar unter https://www.jstor.org/stable/45258083.

Leonhard, Karl (1960): Zur Methodik der erbbiologischen Untersuchungen bei Schizophrenien. In: *Schweizer Archiv für Neurologie, Neurochirurgie und Psychiatrie* 85 (1/2), S. 310–327.

Leonhard, Karl (1971): Verhütung von Neurosen durch rechtzeitige Beachtung des Beschwerdebildes. In: *Schweizer Archiv für Neurologie, Neurochirurgie und Psychiatrie* 108 (2), S. 317–377.

Leonhard, Karl; Zeller, Hans-Jürgen (1966): Pubertätsmagersucht mitsymptomatischer Psychose. In: *Schweizer Archiv für Neurologie, Neurochirurgie und Psychiatrie* 98 (1), S. 148–158.

Matrikelmappe von Christian Müller. Leopoldina-Archiv, M 1/5447.

Massnahmenplan zur Absicherung des Kogresses der Gesellschaft für Psychiatrie und Neurologie vom 20.10.77-22.10.77 im Interhotel Kongress in Karl-Marx-Stadt. Bundesarchiv, BArch, MfS, BV KMSt, Abt. XX, Nr. 2725.

Matrikelmappe von Helmut Rennert (1965-1984). Leopoldina-Archiv, M 1/5322. Matrikelmappe von Helmut Rennert mit Wahlvorschlag, Lebenslauf, Wahlannahme, Gutachten, Nachrufe, Korrespondenz mit der Akademie.

Michalik, M.; Uebelhack, R.; Grote, I.; Ehle, Gisela, Seidel, Karl (1979): Das Verhalten vegetativer Parameter unter Anwendung von Ouabain (g-Strophantin) bei endogen depressiven Patienten. 1. Die Salivationsrate. In: *Schweizer Archiv für Neurologie, Neurochirurgie und Psychiatrie* 125 (1), S. 163–170.

Müller, Christian (2016): Erlebte Psychiatrie 1946-1986. [1. Auflage]. Basel: Schwabe Verlag.

Müller, Max (1982): Erinnerungen. Erlebte Psychiatriegeschichte 1920-1960. Berlin, Heidelberg: Springer Berlin Heidelberg.

Müller-Spahn, Franz (2002): Mitteilungen / Communications. In: *Schweiz Ärzteztg* 83 (45), S. 2409–2411. DOI: 10.4414/saez.2002.09371.

N.N. (1984): Gennadi Konstantinowitsch Uschakow: Psychonervale Störungen im Grenzbereich der Psychiatrie und Neurologie, Herausgeber: H.A.F. Schulze (Übersetzt aus dem Russischen: E. Umann). Herausgeber: H. A. F. Schulze (Übersetzung aus dem Russischen: E. Umann), VEB Georg Thieme, Leipzig

1982, 288 S.). In: *Schweizer Archiv für Neurologie, Neurochirurgie und Psychiatrie* 135 (2), S. 333.

Niederhut, Jens (2005): Die Reisekader. Leipzig: Ev. Verlagsanstalt Leipzig (Auswahl und Disziplinierung einer privilegierten Minderheit in der DDR, LStU Sachsen).

Poppe, W. (1982): Reviewed Work(s): Psychische Erkrankungen by C. Müller. In: *Psychiatrie, Neurologie und medizinische Psychologie* 34 (10), S. 634–635. Online verfügbar unter https://www.jstor.org/stable/45255533.

Schirmer, Siegfried (1971): Rezension Alterpsychiatrie von Christian Müller. In: *Psychiatrie, Neurologie und medizinische Psychologie,* Vol. 23, No. 3, S. 184. Online verfügbar unter https://www.jstor.org/stable/45251655.

Schirmer, Siegfried (1983): Reviewed Work(s): Zwangseinweisung in der Psychiatrie. Zur Situation in derBundesrepublik Deutschland, in Österreich und in der Schweiz by H. Waller, M. Bauer, W.Berner, H. Katschnig and A. Uchtenhagen. In: *Psychiatrie, Neurologie und medizinische Psychologie* 35 (11), S. 695. Online verfügbar unter https://www.jstor.org/stable/45256454.

Seidel, Karl (1980): Ausgewählte Aufsätze zur Schizophrenielehre by G. Benedetti. In: *Psychiatrie, Neurologie und medizinische Psychologie,* Vol. 32 (No. 2), S. 121. Online verfügbar unter https://www.jstor.org/stable/45255112.

Strauß, Bernhard; Kirschner, Harriet; Paripovic, Gordana; Storch, Monika; Gallistl, Adrian (2022): Aufarbeitung der DDR-Psychotherapie als transdisziplinäres Forschungsfeld. In: *Psychotherapie* 67 (5), S. 420–429. DOI: 10.1007/s00278-022-00599-6.

Süss, Sonja (2000): Politisch missbraucht? Psychiatrie und Staatssicherheit in der DDR. 3. Aufl. Berlin: Ch. Links Verlag (Analysen und Dokumente, Bd. 14).

Süß, Sonja (2018): Zur Frage eines politischen Missbrauchs der Psychiatrie in der DDR. In: Ekkehardt Kumbier und Holger Steinberg (Hg.): Psychiatrie in der DDR. Beiträge zur Geschichte, Bd. 1. Berlin: be.bra wissenschaft (Schriftenreihe zur Medizin-Geschichte, Bd. 24), S. 111–126.

Teitge, Marie.; Kumbier, Ekkehardt (2015): Zur Geschichte der DDR-Fachzeitschrift Psychiatrie, Neurologie und medizinische Psychologie (1949-1990). In: *Der Nervenarzt* 86 (5), S. 614–623. DOI: 10.1007/s00115-014-4198-0.

Waldmann, Klaus-Dieter (1989): Reviewed Work(s): Schizophrenien. Orientierungshilfe für Betroffene by D. Hell and M.Gestefeld. In: *Psychiatrie, Neurologie und medizinische Psychologie* 41 (10), S. 635–636. Online verfügbar unter https://www.jstor.org/stable/45257642.

Weise, Klaus (1979): Theorie und Praxis - Universitätsklinik und Fachkrankenhaus in der Psychiatrie. In: *Psychiatrie, Neurologie und medizinische Psychologie,* Vol. 31 (No. 12), S. 716–722. Online verfügbar unter https://www.jstor.org/stable/45252210.

Weise, Klaus (1988): Reviewed Work(s): Die Therapie der Depressionen by W. Pöldinger, F. Wider and W.Birkmayer. In: *Psychiatrie, Neurologie und medizinische Psychologie* 40 (4), S. 250. Online verfügbar unter https://www.jstor.org/stable/45257308.

Weise, Klaus (1990a): Psychotherapie in der Psychiatrie. In: Achim Thom und Erich Wulff (Hg.):

Psychiatrie im Wandel. Erfahrungen und Perspektiven in Ost und West. Bonn: Psychiatrie-Verl., S. 288–307.

Weise, Klaus (1990b): Reviewed Work(s): Psychoanalyse im Rahmen der Demokratischen Psychiatrie in sechsBänden, 1. Auflage. In: *Psychiatrie, Neurologie und medizinische Psychologie* 42 (10), S. 639–640. Online verfügbar unter https://www.jstor.org/stable/45257772.

Weltföderation der Gesellschaft für Biologische Psychiatrie (1981). Bundesarchiv, DQ 101/584a.

Wikipedia (abgerufen 2022): Partei_der_Arbeit_der_Schweiz. Online verfügbar unter https://de.wikipedia.org/w/index.php?title=Partei_der_Arbeit_der_Schweiz&oldid=219208008.

Wikipedia (abgerufen 2024): Partei_der_Arbeit_der_Schweiz. Online verfügbar unter https://de.wikipedia.org/w/index.php?title=Partei_der_Arbeit_der_Schweiz&oldid=243431708.

Wunderlich, Hans-Peter et. al. (1983): Antidepressive Therapie mit Carbamazepin (Finlepsin®). In: *Schweizer Archiv für Neurologie, Neurochirurgie und Psychiatrie* 133 (2), S. 363–371.

Wurmser, Leon (1961): H. von Keyserlingk: Der Alkoholismus als soziales Problem. In: Sammlung zwangloser Abhandlungen aus dem Gebiete der Psychiatrie und Neurologie, Herausgeber: Prof. Dr. H. Schwarz Greifswald. In: *Schweizer Archiv für Neurologie, Neurochirurgie und Psychiatrie* 87 (2), S. 214–215.

Made in the USA
Monee, IL
12 November 2026

d50109c3-6b6a-4559-bd2a-4689686511b7R01